DES LÉSIONS DIFFUSES.

Td $\frac{77}{45}$.

DES

LÉSIONS

DIFFUSES,

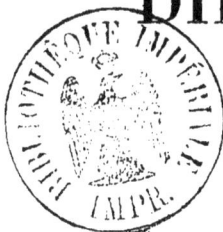

PAR

ALFRED ESTOR,

PROFESSEUR-AGRÉGÉ A LA FACULTÉ DE MÉDECINE DE MONTPELLIER.

MONTPELLIER

JEAN MARTEL AÎNÉ, IMPRIMEUR DE LA FACULTÉ DE MÉDECINE,

RUE DE LA CANABASSERIE 2, PRÈS DE LA PRÉFECTURE

1862

DES

LÉSIONS DIFFUSES.

———⊷⊶⊷⊱⊰⊷⊶⊷———

Quand un organe est le siége d'une lésion , il se forme dans les tissus atteints une sorte de réaction qui s'oppose à la propagation du mal. La présence de cette force de résistance est surtout démontrée par l'étude de certaines maladies contagieuses.

Un chancre très-actif du sommet du gland répand le pus qu'il sécrète sur le reste de cet organe, baigne tout le prépuce sans inoculer aucun chancre nouveau. Ce même pus virulent peut souiller la verge et les bourses ; elles résisteront à son action. C'est cette force protectrice qui a empêché M. Sperino (de Turin) de prolonger la période ulcérative d'un chancre par des applications, durant six jours, d'un pus virulent récemment recueilli. On est bien forcé de reconnaître, dans la majorité des cas, cette espèce de syphilisation locale; car sans elle tout chancre s'agrandirait indéfiniment, il ne reconnaîtrait aucune limite [1]. Mais qu'un pus inoculable vienne à opérer son influence sur un sujet faible, avancé en âge, ou bien sur un enfant placé dans des conditions hygiéniques défavorables, débilité par un mauvais régime de vie, et alors l'ulcère, prenant une teinte jaunâtre, un aspect tomenteux, chagriné, semblera atteint de pourriture d'hôpital; la destruction n'observera plus de limites, attaquant principalement les points les plus déclives où la matière sanieuse s'accumule, et les ravages de telle ulcération phagédénique pourront être assez considérables pour amener la consomption et la mort.

Cette réaction, qui s'oppose à la propagation du mal, est, dans tous les exemples d'ulcération syphilitique simple, d'une évidence incontestable.

Cette puissance localisatrice est soumise à une foule de conditions qui en favorisent ou en arrêtent l'action. La circonstance qui paraît lui être le plus favorable, est la juxta-position de tissus divers. Hunter a parfaite-

_____

[1] Vidal (de Cassis), Traité des maladies vénériennes.

ment fait remarquer que les parties dissimilaires qui composent le corps humain peuvent quelquefois se conserver distinctes pendant le cours d'un grand nombre d'affections morbides. « Une maladie, dit-il, qui prend naissance dans une partie quelconque d'une glande lymphatique, se communique à la totalité de cette glande beaucoup plus vite qu'au tissu cellulaire environnant [1]. »

Qu'il s'agisse d'inflammation ou d'ulcération, la différence de texture est une barrière redoutable. Que de fois, au milieu de larges ulcérations de la surface interne des intestins ou de la vessie, ne voit-on pas les fibres musculaires nettement disséquées par un travail ulcératif, et résistant encore après la destruction complète de la muqueuse ! D'autres fois les fibres charnues ont elles-mêmes disparu, et le péritoine, qui forme derrière elles une enveloppe d'une ténuité extrême, arrête la marche de l'ulcération et empêche les matières fécales de pénétrer dans la cavité abdominale.

La condition la plus fâcheuse pour la localisation des maladies est, au contraire, le rapprochement de parties similaires considérables. On sait avec quelle

[1] John Hunter, OEuvres complètes par Richelot. Paris, 1840, T. III, p. 529.

facilité l'inflammation se propage dans les vaisseaux ou les séreuses étendues. Mais là n'est pas tout le secret de la pathogénie de l'inflammation diffuse : sa marche varie suivant l'état de la constitution, dit Hunter ; car, lorsque la constitution a une grande susceptibilité pour l'inflammation *érysipélateuse* [1], les parties dissimilaires *sympathisent* plus facilement avec le siége de la maladie. Toute puissance localisatrice disparaît, et son absence nous semble appelée à jouer un rôle important dans un certain nombre de maladies qui occupent un rang élevé dans la pathologie chirurgicale.

Toutes les affections dont nous allons nous occuper ont un caractère commun, qui n'est autre que ce défaut de réaction, ce défaut de localisation : ce sont des maladies sans réaction comme sans limites. Ce

[1] On sait que les anciens appelaient *érysipèle* toute maladie ayant une tendance à envahir les tissus de proche en proche.

« On divise principalement les inflammations en deux espèces, dit Selle. La première s'appelle *phlegmon* ; son siége est fixe et déterminé. On donne le nom d'*érysipèle* à la seconde ; son caractère distinctif est de s'étendre plutôt sur la superficie de la peau et des viscères. » (Selle, *Introduction à l'étude de la nature et de la médecine.*)

« Autrefois, dit Hunter, presque toutes les inflammations qui ne sont point l'inflammation adhésive, étaient appelées érysipélateuses. » (T. III, p. 554.)

caractère est tellement important, que dans la thérapeutique c'est, pour ainsi dire, le seul dont on doive
s'occuper. Quelle singulière aberration, semble-t-il au
premier abord, a conduit les chirurgiens à appliquer le
fer rouge, un vésicatoire ou des incisions multipliées
sur un phlegmon diffus, ou à porter le cautère actuel
sur une plaie compliquée de pourriture d'hôpital ! Quel
étrange phénomène qu'une inflammation guérie par les
moyens les plus propres à la produire, qu'une gangrène
guérie par une escharre ! C'est que l'acte morbide qui
a été le point de départ de la maladie (inflammation,
suppuration ou gangrène), n'est pas l'élément principal, celui qui doit guider dans la thérapeutique.
L'élément principal est ce défaut de réaction, qui fait
que la lésion locale marche sans cesse, moins par
l'énergie de son action que par l'absence de toute
lutte, de toute résistance.

Toutes les affections que nous allons passer en
revue, ont une *nature* identique, le mot de *nature*
étant employé pour exprimer l'idée de la cause essentielle d'une maladie. Aussi quelle conformité dans le
chapitre étiologique ! Quand on lit dans les auteurs
classiques l'énumération des causes qui amènent le
phlegmon diffus, l'érysipèle chirurgical, la fièvre puerpérale, les phlébites ou lymphangites diffuses, on est

frappé de l'identité des descriptions. Quand à une même cause, l'encombrement par exemple, correspondent tantôt l'érysipèle, tantôt la pourriture d'hôpital, tantôt la fièvre puerpérale, on peut être sûr que ces lésions ayant une même origine ont aussi une nature commune. La même cause amène nécessairement le même effet. Le point important était de saisir le lien véritable qui les unit : c'est là le but de ce travail.

Ces maladies, devant être groupées dans un chapitre à part, doivent évidemment avoir une désignation commune qui rappelle leur caractère général. L'adjectif *diffus* nous a paru le plus propre à remplir cette indication. La diffusion, d'après le dictionnaire de Bescherelle, exprime l'action de se répandre, de s'étendre. En science, le mot n'est pas nouveau. En botanique, on entend par *diffus* ce qui s'étale horizontalement, lâchement, sans direction fixe : c'est dans ce sens qu'on dit *rameaux diffus*. En pathologie, le mot *diffus* est également en usage, mais il ne signifie guère autre chose que l'action de s'étaler sur une grande surface : on nomme anévrysme *diffus,* une tumeur résultant du passage ou plutôt de l'infiltration du sang rouge dans le tissu cellulaire qui avoisine une plaie artérielle, et dans les cas où l'écoulement extérieur du sang est impossible. Dans son traité récent de l'érysipèle,

M. Desprès tient le langage suivant : « Nous sommes donc conduits à admettre seulement dans l'érysipèle deux variétés, qui tiennent, comme dans le phlegmon, *à l'étendue de la lésion*, et l'on pourrait presque admettre un érysipèle circonscrit et un érysipèle diffus, si l'on n'avait pas les mots d'érysipèle fixe et d'érysipèle erratique, qui représentent bien à la pensée le caractère distinctif de ces deux variétés d'évolution de l'érysipèle [1]. »

« Dans le tissu cellulaire séreux, dit M. Chassaignac [2], la suppuration a une tendance marquée à la forme diffuse (scrotum, paupière, etc.). »

Pour nous, ce symptôme (étendue de la lésion) ne suffit pas. La diffusion est essentiellement caractérisée par le défaut de réaction, par le défaut de localisation. Les lésions diffuses ne respectent plus les barrières imposées par la juxta-position de parties dissimilaires ; elles sont caractérisées, suivant l'heureuse expression de Hunter, par cette sympathie qui s'établit entre tous les organes d'une région et le lieu primitivement atteint.

Mais ce qui doit en particulier nous décider, c'est

[1] Traité de l'érysipèle. Paris, 1862, p. 142.
[2] Traité de la suppuration et du drainage chirurgical, T. I, p. 172.

que le mot *diffus* est déjà employé en médecine dans
la désignation d'une maladie qui rentre au plus haut
degré dans le cadre que nous nous sommes tracé : nous
avons nommé le phlegmon diffus.

§ Ier. DU PHLEGMON DIFFUS.

Quand un corps étranger, à contours irréguliers,
est violemment introduit sous la peau, les tissus environnants réagissent ; il se forme un phlegmon simple,
type de l'état inflammatoire le plus exquis. Chez un
sujet jeune et robuste, présentant avant l'accident les
attributs de la santé la plus parfaite, le mal a une
marche rapide et une terminaison heureuse.

Mettons en regard un individu affaibli par des maladies antérieures, un mauvais régime de vie, en un
mot un individu offrant les conditions les moins favorables au développement d'un état inflammatoire : dans
ce cas, n'invoquons pas une étiologie violente, la
moindre égratignure suffira pour produire une de ces
inflammations étendues, rapidement suivies de la formation d'un pus fétide et sanieux.

D'autres fois nous étudions un phlegmon diffus [1]

---

[1] Il est bien entendu que nous voulons parler du phlegmon
diffus proprement dit, qui se caractérise, d'après M. Chassaignac, « par l'occupation purulente simultanée dans une

avec tous ses traits caractéristiques. Le sujet de l'observation est cependant assez robuste, mais la petite
plaie a livré aux absorbants quelque matière septique :
il s'agit d'une piqûre anatomique, et l'empoisonnement
qui en est résulté a porté à la force de résistance un
coup aussi funeste qu'auraient pu le faire des conditions
anti-hygiéniques agissant depuis des années. Ces deux
faits résument l'étiologie du phlegmon diffus. « Il est remarquable, dit Delpech, que cette maladie terrible est
commune dans la classe malheureuse du peuple, chez
les sujets qui ont beaucoup souffert par la misère, par les
chagrins ou par les maladies antérieures, dans les grands
hôpitaux et dans les lieux malsains et surchargés [1]. »
D'autres fois, comme le dit Dupuytren, la plaie a
été envenimée [2].

Delpech continue : « S'il nous fallait embrasser une
opinion sur sa nature, nous serions porté à penser,
d'après ses phénomènes, qu'il s'agit d'un érysipèle dont
la cause matérielle s'est trouvée tellement abondante ou

étendue notable, par le sphacèle du tissu cellulaire, par les
sécrétions purulentes concrètes, par le décollement de la peau
dans une grande étendue. » (*Traité de la suppuration et du
drainage chirurgical*, T. I, p. 227). Nous verrons bientôt quel
est le trait caractéristique qui manque à cette énumération.

[1] Delpech, Des maladies réputées chirurgicales, **T. I**, p. 83.
[2] Leçons cliniques.

active [1], qu'elle n'a pu s'épuiser sur la peau et qu'elle a
exercé son action destructive sur le tissu cellulaire.
Cette opinion est bien peu fondée sur les faits. Très-souvent la peau n'est affectée que secondairement ; l'étiologie ne nous montre que des causes insignifiantes ;
les symptômes sont tous affaiblis ; la couleur du phlegmon diffus est blafarde, très-légère ou brune, et jamais
de ce rouge vif qui caractérise l'inflammation franche.
Aux limites du mal, il est impossible de distinguer les
parties saines des parties malades ; la rougeur continue
se perd insensiblement sur les parties non enflammées ;
l'état général annonce la débilitation la plus profonde.
Dans la marche du phlegmon diffus, on peut observer
au plus haut degré cette association funeste de tous les

[1] Si nous avons rappelé cette opinion, c'est qu'elle a cours
encore dans la science, et les ouvrages les plus modernes en
font encore mention. M. Desprès, dans un ouvrage déjà cité,
dédié à M. Velpeau et inspiré par les leçons de ce professeur,
établit nettement que dans l'érysipèle comme dans le phlegmon
l'étendue seule de la lésion caractérise les variétés circonscrite
ou diffuse de ces affections. On est étonné vraiment que la
thérapeutique n'ait pas mis sur la voie. Le phlegmon circonscrit est guéri facilement, ou tout au moins très-heureusement
modifié par une application de sangsues; si le phlegmon diffus
est la même maladie deux fois, trois fois plus considérable,
une application d'un plus grand nombre de sangsues devra en
triompher également. C'est le contraire qui a lieu ;.... mais
n'anticipons pas.

organes d'une région. Le tissu cellulaire est le premier
atteint ; sa lésion constitue pour quelques auteurs le
phlegmon diffus proprement dit. La peau qui le
recouvre participe si souvent à la maladie, que la
dénomination d'érysipèle phlegmoneux est souvent employée comme synonyme de celle que nous avons
adoptée. Les veines s'associent à l'inflammation si fréquemment, que la phlébite est considérée comme
cause de phlegmon diffus. Enfin, d'après MM. Murat
et Bérard, les vaisseaux lymphatiques concourent
souvent à son développement. « Il n'est pas rare, disent-
ils, de voir le phlegmon diffus sévir d'une manière
endémique dans nos hôpitaux ; presque toujours alors
il est combiné avec l'érysipèle et l'angioleucite [1]. »
Ainsi, aucun tissu n'est épargné par cette inflammation
envahissante : la peau, le tissu cellulaire, les veines,
les vaisseaux lymphatiques deviennent tour-à-tour sa
proie. Que reste-t-il dans le tableau, assez assombri
du reste, que nous tracent les auteurs, qui rappelle
le phlegmon ordinaire ? Rien pour les causes, rien
pour les symptômes ni le traitement. On conseille
encore d'avoir recours aux anti-phlogistiques dans ce
qu'on appelle le premier degré ; mais je crois qu'ici

----

[1] Dictionnaire en 30 volumes, art. *Phlegmon diffus.*

il y a confusion. Le phlegmon diffus contre-indique toujours les anti-phlogistiques directs ; mais, dans les grands hôpitaux , tel phlegmon vrai et circonscrit pourra très-bien perdre ces caractères et devenir diffus. Ce qu'on appelle alors la première période n'est autre chose qu'un véritable phlegmon ; la diffusion une fois manifeste , l'élément inflammatoire perd de son importance , à tel point que le seul traitement rationnel consiste dans l'emploi de moyens qui lui sont complètement défavorables. A l'intérieur, une bonne nourriture, les toniques et le quinquina sont de rigueur ; localement, les sangsues seraient funestes [1], et Duncan n'a pas craint de conseiller de recouvrir la partie malade avec des vésicatoires [2] ou d'y appliquer le cautère rougi

[1] « La formule des saignées coup sur coup , dit M. Velpeau, est surtout applicable ici ; mais cette médecine toute rationnelle échoue le plus ordinairement..... On a donc eu recours à d'autres méthodes. » (*Leçons orales de clinique chirurgicale,* T. III , p. 270.)

[2] « Je puis affirmer, dit M. Velpeau, d'après une expérience de vingt années environ, que ce remède, que j'ai mis en usage plus de cent cinquante fois peut-être dans les érysipèles, ne sert absolument à rien contre l'érysipèle proprement dit ; mais qu'il est excellent, au contraire, dans l'érysipèle phlegmoneux ou phlegmon diffus. En couvrant d'un vésicatoire volant toute la surface du phlegmon , et en la lui faisant dépasser d'un centimètre environ, on éteint, on jugule la maladie avec une extrême promptitude. Plus tard, quand la période de

à blanc. M. Philipeaux nous fait connaître les heureux résultats obtenus par Bonnet (de Lyon) à l'aide de ce dernier mode de traitement. Quelle peut être l'utilité des vésicatoires et du feu, sinon de réveiller les forces et de stimuler cette réaction salutaire, seule capable d'imposer des limites à un mal qui, par son extension successive, peut amener les désordres les plus graves et même la mort ?

Il est encore un mode de traitement du phlegmon diffus qui doit nous arrêter un instant. Conseillées par Galien, les incisions traversant la peau et le tissu cellulaire sous-cutané constituent un moyen énergique, utile à toutes les périodes de la maladie. Les observations des chirurgiens anglais, de Béclard, de M. Velpeau, et plus récemment de M. Chassaignac, montrent nettement qu'elles n'ont d'autre inconvénient que la douleur qu'elles causent et les cicatrices qu'elles laissent à leur suite.

Quel est le mode d'action des incisions profondes et multiples? On a prétendu pendant long-temps qu'elles amenaient la guérison en faisant cesser l'étranglement

suppuration est survenue, le vésicatoire volant ne peut résoudre le phlegmon diffus. Mais il a un autre avantage qui a été remarqué par Dupuytren : c'est de concentrer l'inflammation sur le point où il est appliqué, et de l'empêcher de s'étendre plus loin. » (Velpeau, *id.*, p. 278.)

existant sous la peau. « J'ai d'abord adopté comme
tant d'autres cette explication, nous dit M. Velpeau;
mais j'en suis revenu depuis long-temps, et je crois
que cette manière d'envisager la chose est plutôt une
vue de l'esprit qu'une réalité. Cette explication serait
admissible s'il y avait des brides à détruire ; mais ce
n'est point de cela qu'il s'agit, car on pratique de ces
incisions dans l'érysipèle phlegmoneux sur des points
où il n'y a point de tension, et le bénéfice est le
même que chez ceux où elle est très-considérable[1]. »

En second lieu, les incisions permettent l'expulsion
aussi prompte que possible des lambeaux sphacélés et
des produits de sécrétion accumulés dans le tissu
cellulaire : cet avantage est incontestable, mais là
n'est pas tout le secret de leur vertu. «C'est une erreur
de croire, en effet, dit M. Chassaignac[2], qu'un
nombre même considérable d'incisions, tant qu'elles
sont inscrites tout entières dans le champ de la nappe
purulente, soient un recours assuré contre la propagation ultérieure du mal. Elles diminuent cette tendance à l'envahissement, mais elles ne l'arrêtent pas
complètement. » Cet heureux résultat n'est obtenu,

[1] Leçons orales de clinique chirurgicale, T. III, p. 276.
[2] Traité de la suppuration et du drainage chirurgical,
T. 1, p. 245.

d'après M. Chassaignac, que parce qu'il nomme les incisions limitatives, dont le caractère est de dépasser les limites du mal, et par suite d'anticiper sur les tissus encore sains. Ce moyen lui a paru d'une utilité extrême pour prévenir les diffusions ultérieures de l'inflammation et de la suppuration, pour concentrer le mal dans les parties primitivement atteintes.

Pour nous, comme on a pu en juger, le phlegmon diffus n'est autre chose qu'une inflammation diffuse du tissu cellulaire sous-cutané ou sous-aponévrotique, c'est-à-dire une lésion sans réaction comme sans limites. Les incisions portant sur les tissus malades peuvent bien lutter contre l'élément inflammatoire, mais celles qui divisent les parties saines ne peuvent pas évidemment s'opposer à un acte morbide qui n'existe pas encore ; cependant elles sont les plus utiles, parce que le défaut de réaction est l'élément principal de la maladie, et qu'elles sont susceptibles de la faire naître : leur but est de s'opposer à la marche phagédénique du mal.

En résumé, comme le font remarquer les auteurs du *Compendium de chirurgie pratique*, le caractère spécial de la maladie qui nous occupe est le défaut de circonscription de l'inflammation ; nous ajouterons : C'est l'absence de cette force particulière, de cette

réaction qui localise la plupart des maladies. Voilà le
fait qui domine toute l'histoire du phlegmon diffus ;
voilà l'idée-mère qui doit guider dans sa thérapeutique.

§ II. DES PHLÉBITES ET DES LYMPHANGITES DIFFUSES.

1° *Phlébites diffuses.* — Les considérations qui
précèdent ne s'adressent pas seulement à l'inflammation et à la suppuration du tissu cellulaire sous-cutané.
Quel que soit leur siége, l'inflammation et la suppuration peuvent revêtir ce caractère funeste. La phlébite
diffuse, par exemple, à la suite d'une saignée malheureuse, a presque toujours été occasionnée par des
causes anti-hygiéniques agissant dès long-temps sur le
malade, ou par une influence épidémique, sur laquelle
nous aurons à revenir, ou par l'usage d'une lancette
mal nettoyée. On remarque souvent, dans les hôpitaux,
que la plupart des accidents à la suite de la phlébotomie surviennent lorsque l'opération a été pratiquée
par les élèves les plus avancés ou par les internes ;
l'explication naturelle des succès des débutants réside
évidemment dans la qualité de leurs lancettes, vierges
de tout contact de pus, de vaccin ou de toute autre
substance virulente ou septique. Ici, comme précé-
demment, le caractère fâcheux du mal vient de la

disparition de cette tendance naturelle qu'ont les organes à limiter, à borner les effets d'une altération quelconque ; disparition occasionnée ou par des causes débilitantes générales, ou bien par *l'introduction dans l'économie d'une matière septique.*

Telle est assurément l'étiologie de la phlébite diffuse ; mais il importe, avant tout, de bien établir ce qu'on doit entendre par ces mots.

Dans les veines, comme dans tous les autres tissus de l'économie, il faut distinguer, ainsi que le faisaient les anciens, l'inflammation franche ou phlegmoneuse, de l'inflammation érysipélateuse ; il faut distinguer l'inflammation circonscrite et l'inflammation diffuse. La première prend une si grande part aux transformations que l'on observe dans les organes altérés, qu'on peut dire, avec Bérard et M. Denonvilliers, qu'elle est la chirurgie de la nature ; la seconde tend., par ses envahissements successifs, à porter le trouble dans l'économie entière. Rien ne contraste avec le peu d'inconvénient de l'inflammation circonscrite des veines, développée à l'occasion de la phlébotomie, comme le danger de l'inflammation diffuse, étendue à de grandes surfaces dans les vaisseaux veineux [1].

[1] Estor, Application de l'analyse clinique à la pathologie chirurgicale, T. I, p. 451.

« J'ai distingué la péritonite en partielle et généralisée, dit M. Beau à l'Académie de médecine ; la différence entre les deux est quelquefois si considérable , qu'on serait tenté de rapporter leurs symptômes à des maladies de nature différente, l'une grave, l'autre très-légère [1]. »

L'inflammation circonscrite est celle qui participe à tous les avantages que Hunter attribue à l'inflammation adhésive. Or, J. Hunter et Dupuytren pensent avec raison que l'inflammation adhésive peut exister dans les veines , et c'est, en effet, par elle que les plaies de ces vaisseaux se réunissent en vingt-quatre ou trente-six heures [2]. Il est bien difficile de comprendre que , dans une inflammation vive mais circonscrite d'une région , les veines puissent ne pas participer à la lésion ; seulement alors, suivant le langage de Hunter, l'inflammation ne se propage pas au-delà de la *sphère d'influence de la sympathie de continuité*.

Aux descriptions que nous font les auteurs, il est facile de voir qu'ils n'ont jamais en vue que l'inflammation diffuse des veines ; c'est aussi celle qui doit seule nous occuper.

Dès-lors , nous devons maintenir l'étiologie que

[1] Discuss. sur la fièvre puerpérale (séance du 9 mars 1858).
[2] Note de Breschet , dans la trad. de l'ouvr. de Hodgson.

nous avons établie, et relever une erreur capitale dans celle qui est généralement acceptée. On peut résumer l'étiologie de la phlébite, d'après M. Chassaignac [1], en disant que toutes les causes d'irritation qui portent directement sur des canaux veineux peuvent donner lieu à la phlébite suppurative. Suivant M. Velpeau, elle est ordinairement le résultat de blessures, d'écorchures, de plaies, de piqûres, de contusions, de saignées, etc. [2] S'il en est ainsi, les causes les plus vulgaires, les plus insignifiantes, peuvent occasionner une maladie *toujours sérieuse*.

Il existe dans cette étiologie une profonde erreur. Les causes que nous venons de mentionner font naître presque inévitablement dans les veines atteintes un certain degré d'inflammation. Toutes les fois que cette inflammation sera circonscrite, elle passera complètement inaperçue; mais si elle revêt le caractère diffus, ce n'est pas à la solution de continuité qu'il faut s'en prendre, mais au milieu qu'habitent les blessés. Les contusions et les piqûres sont des causes de phlébite suppurative dans les hôpitaux de Paris, mais dans les campagnes elles ne les occasionnent pour ainsi dire jamais. Le fait qui domine toute l'étiologie est donc,

[1] Chassaignac, *loc. cit.*, T. I, p. 303.
[2] Leçons orales, T. III, p. 358.

comme pour toutes les lésions diffuses, la présence de causes débilitantes générales, et au premier rang l'encombrement [1].

Nous n'avons pas besoin d'insister sur la marche

[1] Nous devons protester, en passant, contre cette prétention des auteurs modernes qui pensent pouvoir tracer des tableaux complets de certaines maladies, après avoir pris tous leurs modèles dans les mêmes circonstances et dans les mêmes lieux. Ils s'enferment dans un hôpital, et, de cette nouvelle caverne de Platon, ils esquissent dans leurs plus minutieux détails les nombreux exemples qui se présentent à leurs yeux, persuadés qu'ils sont le reflet de ce qui se passe dans le monde entier. C'est ainsi que M. Desprès, ayant l'intention de faire un traité de l'érysipèle, a étayé tout son travail sur 65 observations d'érysipèles, prises la même année à l'hôpital de la Charité de Paris. Il résulte de ces données incomplètes que la plupart de ses conclusions, parfaitement déduites pour ce qui concerne les hôpitaux de Paris, ne seraient pas sanctionnées en province. La première de ses propositions est que les érysipèles médical et chirurgical ne sont qu'une même affection, et cela parce que, dans les hôpitaux de Paris, les érysipèles, soit spontanés, soit traumatiques, participent tous au caractère diffus. — Sur 65 malades atteints d'érysipèles, il en est mort 35, ce qui établit un pronostic grave. Un travail semblable fait à Montpellier amènerait à des résultats tout opposés, les érysipèles traumatiques y étant tout-à-fait exceptionnels et les érysipèles médicaux très-bénins.— Enfin, ajoute M. Desprès, nos observations nous ont appris que les réunions par première intention, surtout à la face, ont presque invariablement été suivies d'érysipèles. Comment concilier cette conclusion avec la pratique de tous les jours à Montpellier, où on tente la réunion immédiate, même alors qu'elle a les plus grandes chances de

de la phlébite pour démontrer qu'elle participe au
caractère diffus, qu'elle n'est bornée dans aucun sens.
D'abord, l'inflammation a une grande tendance à envahir toutes les parties similaires qui avoisinent le lieu
primitivement atteint, c'est-à-dire à se propager le
long du vaisseau malade. Mais nous savons, en outre,
avec quelle facilité le tissu cellulaire participe au travail inflammatoire; le phlegmon diffus ne vient que
trop souvent compliquer la phlébite; la peau se laisse,
à son tour, fréquemment envahir, etc.

Toutes les notions relatives au traitement viennent
encore à notre aide. La plupart des auteurs proposent
d'opposer à la phlébite la méthode anti-phlogistique :

ne pas réussir? On l'essaie toujours, on l'obtient très-souvent
et on n'a presque jamais d'érysipèles. Si nous usions du procédé de M. Desprès, nous conclurions que la réunion par
première intention est le plus sûr moyen de se mettre à l'abri
de l'érysipèle. Contentons-nous d'avoir prouvé que cet auteur,
dans un excellent travail, a tracé une histoire particulière
très-intéressante des érysipèles que l'on observe à l'hôpital
de la Charité, et, si l'on veut, par analogie, dans tous les
hôpitaux de la Capitale, mais qu'il est loin de nous avoir
donné un tableau complet de l'érysipèle en général.

Ce que nous avons dit de l'érysipèle peut s'étendre aux
phlébites et aux lymphangites diffuses ; MM. Velpeau, Chassaignac et tant d'autres n'ont décrit et étudié avec soin que
les phlébites ou les lymphangites observées dans leurs hôpitaux. On oublie trop souvent aujourd'hui les indications que
peut fournir l'étude des airs, des eaux et des lieux.

elle peut bien trouver une utile application dans les
cas où l'inflammation a une tendance à se localiser
dans le lieu où elle a débuté ; mais, ajoute M. Philipeaux, d'après les enseignements de Bonnet (de
Lyon), elle est insuffisante lorsque le mal, revêtant
un caractère putride, tend à s'étendre et à se propager
de la circonférence au centre. La cautérisation inhé-
rente, dit-il, est le plus sûr moyen de conjurer le
mal ; et il fait suivre cette réflexion du récit d'un
certain nombre de faits qui prouvent que ce traitement
est supérieur à tous les autres, puisqu'il arrête la
maladie dans sa marche progressive, la fixe dans le
lieu qu'elle occupe, et, la rendant ainsi toute locale,
lui enlève son danger [1].

2° *Lymphangites diffuses.* — L'étiologie de la lymphangite diffuse a la plus grande analogie avec celle
de la phlébite. Les causes les plus vulgaires peuvent
l'occasionner : les contusions, les écorchures, les
solutions de continuité de toute espèce, etc. Mais on
s'est bientôt aperçu qu'il fallait autre chose que ces
conditions anatomiques.

« Presque toutes les maladies du système lymphatique, dit M. Velpeau, tiennent à ce que des fluides

[1] Philipeaux, *loc. cit.*, p. 290.

altérés ou produits par l'inflammation y ont pénétré,
soit par absorption, soit par imbibition, et, après
l'avoir parcouru, y ont été retenus..... Quand il n'y
a point d'ulcère, d'excoriation aux téguments, les
molécules altérées par l'inflammation ont rarement
des propriétés aussi nuisibles que celles qui provien-
nent des plaies en général... N'étant ni contus, ni
déchirés, ni coupés, se trouvant en quelque sorte
protégés par le travail inflammatoire des autres tissus,
les vaisseaux lymphatiques sont prédisposés à se laisser
pénétrer par les liquides environnants : c'est tout le
contraire dans les autres cas. Pour s'en convaincre, il
suffit de se rappeler qu'à la surface des plaies, tous
les produits de l'inflammation, tous les matériaux
venus de l'intérieur ou de l'extérieur éprouvent rapidement de nombreuses modifications ; sous l'influence
de l'air, leurs éléments les transforment quelquefois
en produits nouveaux, comparables dans certains
cas à de véritables poisons [1]. En se fluidifiant, ces

---

[1] On a singulièrement abusé de cette action funeste de l'air,
et cela parce qu'on ne l'a étudiée que dans des lieux où mille
autres causes anti-hygiéniques agissent en même temps. Dans
les petites villes et dans les campagnes l'air baigne les plaies
de toutes parts, et les phlébites, les lymphangites diffuses sont
d'une rareté extrême : il n'est donc pas si coupable qu'on l'a
pensé.

matières, stagnant d'ailleurs sur des extrémités de
vaisseaux divisés, deviennent ainsi et plus âcres et
plus pénétrantes. Il est donc tout simple qu'elles rentrent plus fréquemment dans le torrent circulatoire et
qu'elles irritent plus fortement les vaisseaux qui les
reçoivent, que dans la supposition précédente [1]. »

Depuis long-temps Hunter avait préparé la réponse
à cette argumentation : « Je ne puis concevoir que cet
effet (l'inflammation des lymphatiques) provienne de
l'absorption. S'il provenait d'une telle cause, il serait
uniforme : la cause devrait toujours exister quand
l'effet se manifeste. Il est à remarquer d'abord qu'*il
n'a lieu que dans certaines constitutions*, ce qui ne
peut être nullement expliqué par l'absorption, de
quelque manière qu'on l'envisage ; et l'observation
m'a appris qu'il peut naître en même temps que l'inflammation, alors qu'aucune suppuration n'a été produite. Je l'ai vu naître d'une lésion traumatique avant
que l'inflammation eût pu se développer, c'est-à-dire
dans le moment de la douleur, qui était le résultat
des effets immédiats de la lésion [2]. »

M. Velpeau a, du reste, parfaitement fait remarquer que les lésions physiques, invoquées dans l'étio-

[1] Velpeau, *loc. cit.*, p. 236-37.
[2] J. Hunter, T. III, p. 359.

logie de la lymphangite, ont besoin d'être aidées par des causes débilitantes générales.. « Elles semblent, dit-il, avoir plus d'énergie jusqu'à la puberté et dans la vieillesse que chez l'adulte et dans l'âge mûr, quand le tissu cellulaire et les fluides blancs prédominent ; que chez les sujets à fibres sèches et nerveux ou fortement musclés, lorsque la constitution est usée par les excès, un mauvais régime ou de longues maladies, que si la santé est bonne d'ailleurs et l'individu robuste[1]. » Ainsi donc, comme pour la phlébite, les incisions et les piqûres occasionnent une inflammation dans les vaisseaux lymphatiques intéressés ; chez les individus sains et robustes, dans de bonnes conditions hygiéniques, le travail morbide reste circonscrit et passe inaperçu. Au contraire, à la suite de causes débilitantes générales de toute espèce, le mal prend une marche diffuse et fait naître les accidents qui ont frappé tous les auteurs. Ce n'est encore là que la moitié de l'étiologie de la lymphangite.

Les lymphangites les plus graves peuvent se montrer chez un homme présentant tous les attributs de la santé, mais alors il y a eu inoculation d'une matière septique ; elles sont susceptibles, dans ces cas, de compromettre même la vie de l'individu. C'est cette

[1] Velpeau, *loc. cit.*

angioleucite diffuse qui fait le plus grand danger des plaies anatomiques.

Au sujet de la marche de la lymphangite, nous n'avons pas besoin d'insister pour montrer la tendance de l'inflammation, dans les cas qui nous occupent, à envahir tous les tissus voisins. La peau participe si fréquemment à la lésion, qu'on a fait jouer un rôle important à l'altération des vaisseaux lymphatiques dans l'histoire de l'érysipèle. Dans tous les exemples fournis par M. Philipeaux pour démontrer la supériorité du fer rouge, il y avait à la fois phlébite et lymphangite. Enfin, le tissu cellulaire se laisse également envahir : le phlegmon diffus est une des complications les plus habituelles de la lymphangite. Le traitement de l'angioleucite par le fer rouge a donné, dans les hôpitaux de Lyon, des résultats aussi favorables que celui de la phlébite par le même procédé.

En résumé, nous voyons donc la lymphangite avoir la même étiologie que la phlébite ou le phlegmon diffus, c'est-à-dire être amenée par des causes débilitantes générales ou par l'inoculation d'une matière septique ; en second lieu, elle présente la même marche envahissante ; enfin, l'application de la méthode cautérisante y est suivie des mêmes succès.

§ III. DE L'ÉRYSIPÈLE CHIRURGICAL.

L'érysipèle n'est point une phlegmasie cutanée vulgaire, mais plutôt l'altération de la peau n'est que le symptôme d'un état général. L'examen le plus superficiel nous montre l'érysipèle avec sa mobilité extrême, avec le trouble des fonctions digestives qui l'accompagne presque inévitablement. Si nous notons, en outre, le défaut de proportion qu'il y a dans certains cas entre des symptômes généraux graves et le peu d'importance de l'inflammation locale, nous serons naturellement conduit à admettre que, loin de constituer toute la maladie, la lésion cutanée n'est qu'un symptôme.

Mais l'érysipèle chirurgical [1], qui se montre si souvent

---

[1] Nous adoptons les expressions d'*érysipèles médical et chirurgical,* parce que tout le monde leur attribue une signification bien arrêtée; mais il est facile de voir qu'elles ne sont pas irréprochables. A la fin des fièvres graves, on voit souvent survenir de ces inflammations diffuses de la peau, avec grande tendance à la suppuration, à l'ulcération et à la gangrène. L'histoire de ces inflammations ne doit pas être distraite de celle des fièvres, dont elles aggravent si fort le pronostic. Bien qu'appartenant à la clinique médicale, elles n'en rentrent pas moins, comme on le verra bientôt, dans l'étude de l'érysipèle vulgairement appelé chirurgical.

comme complication des lésions traumatiques et des opérations, est-il bien identique à celui dont nous venons de retracer les traits principaux?

Examinons d'abord l'étiologie.

Les causes de l'érysipèle chirurgical sont faciles à indiquer, tous les auteurs sont d'accord.

L'érysipèle, suivant Desault, est en général une complication assez fréquente des plaies, dans les grands hôpitaux, où règnent le mauvais air, le contact d'une foule de corps malsains, la préparation presque toujours mauvaise des aliments, etc.

Undervood, P. Dubois et Moreau ont noté la fréquence de l'érysipèle chez les nouveau-nés pendant les épidémies de fièvre puerpérale; et il faut noter que chez les nouveau-nés l'érysipèle est, en quelque sorte, traumatique, car il se déclare presque toujours au voisinage de l'ombilic, au moment de l'inflammation et de la suppuration de cette partie.

« Il semble alors, dit M. Trousseau, que la même influence qui tue les mères s'appesantisse aussi sur les enfants. »

Ces relations, que nous chercherons plus tard à mettre encore plus en lumière, et qui tendent à rapprocher les fièvres puerpérales de l'érysipèle, ont de tout temps frappé les auteurs. M. Masson, dans sa thèse inaugurale [1], a réuni des faits nombreux, des documents authentiques, desquels il résulte : 1° que les épidémies de fièvres puerpérales ne se montrent pas isolément, mais bien simultanément dans plusieurs hôpitaux et en ville; 2° que les fièvres puerpérales ne règnent pas seules, mais que leurs épidémies sont précédées, accompagnées ou suivies d'épidémies d'érysipèle, et peut-être aussi de quasi-épidémies de phlegmon diffus, d'infection purulente, d'ophthalmie purulente, etc. Cet auteur insiste beaucoup sur l'identité de causes de ces diverses maladies, et conclut à l'identité de leur nature, sans indiquer cependant le lien véritable qui les unit.

« Pendant l'année 1843, dit de son côté M. Moreau, et pendant une épidémie de fièvre puerpérale, il sembla régner sur les élèves sages-femmes de la Maternité de Paris une constitution érysipélateuse [2]. »

On a signalé encore d'une manière spéciale l'influence de certaines salles d'hôpital. Au rapport de M. Grisolle, la salle Saint-Côme de l'Hôtel-Dieu de Paris, avant d'être restaurée, était célèbre par les

---

[1] Masson, De la coïncidence des épidémies de fièvres puerpérales et des épidémies d'érysipèle ; de l'analogie et de l'identité de ces deux maladies. Thèse, Paris, 1849, in-4°.

[2] Al. Moreau, Thèses de Paris, 1844.

érysipèles qu'on y observait presque endémiquement.
M. Lepelletier (de la Sarthe) résume ainsi les principales conditions favorables au développement de l'érysipèle chirurgical : « On l'observe plus particulièrement, dit-il, chez les malades épuisés par la fatigue,
ou détériorés par une mauvaise alimentation, dans les
grandes réunions d'hommes, avec toutes les conditions
d'insalubrité, enfin sous l'influence des piqûres, des
déchirures, des arrachements ou des lésions effectuées
par des instruments imprégnés de matières putré-
fiées, vénéneuses, etc. » Une dernière circonstance,
qui manque, ce me semble, à cette énumération, est
le voisinage des salles de fiévreux. Nous avons souvent
remarqué qu'à l'hôpital Saint-Éloi, les érysipèles traumatiques sont bien plus fréquents dans la salle Notre-
Dame, voisine de la salle Sainte-Marie, qui appartient
au service de la clinique médicale. Cette cause fâcheuse
a été signalée énergiquement par Delpech dans l'étiologie de la pourriture d'hôpital, et Deschamps affirme
que cette seule influence peut suffire pour provoquer
la première apparition de cette terrible complication
des plaies.

Cette étiologie rappelle peu celle de l'érysipèle
médical. Celui-ci, en effet, affecte tous les âges,
mais se montre surtout fréquemment entre 20 et

45 ans, c'est-à-dire à l'âge caractérisé par l'énergie plus grande des forces vitales. Si les constitutions et les tempéraments ont quelque part dans la production de l'érysipèle, cette influence est inconnue; on ne sait rien de précis sur les circonstances hygiéniques qui prédisposent aux érysipèles (Grisolle). En résumé, voilà, au point de vue étiologique, des différences bien marquées entre les érysipèles médical et chirurgical. Dans ce dernier, toujours conditions antihygiéniques, causes débilitantes générales ou locales; tandis que l'érysipèle médical est indifférent aux circonstances extérieures, attaquant les individus les plus forts comme les plus faibles, tous les âges, tous les tempéraments, toutes les classes de la société.

Au point de vue symptomatologique, les différences sont aussi tranchées. Dans l'érysipèle traumatique, l'inflammation n'est bornée dans aucun sens; elle se communique avec une extrême facilité à tous les organes environnants. Dans les observations d'érysipèle contenues dans l'ouvrage de M. Desprès, on remarque que deux malades avaient eu d'abord une angioleucite, trois eurent un phlegmon après le développement de l'érysipèle, cinq avaient eu d'abord un phlegmon sur lequel était enté l'érysipèle; enfin, quatorze fois il a été trouvé, à l'autopsie, des traces d'infection purulente [1]. Les exemples d'érysipèle traumatique donnés par M. Lepelletier sont tous des érysipèles phlegmoneux. D'autres fois c'est l'inflammation des vaisseaux qui vient se joindre à celle de la peau ; les vaisseaux lymphatiques, en particulier, sont si fréquemment atteints, que M. Blandin enseigne que l'érysipèle traumatique est toujours une inflammation combinée de la peau et des vaisseaux lymphatiques de la partie affectée. C'est par l'angioleucite, ajoute le même professeur, que l'érysipèle est grave ; c'est en suivant les vaisseaux lymphatiques de la peau et du tissu cellulaire sous-cutané que l'érysipèle s'étend ; aussi sa propagation est-elle le plus souvent centripète, parce que telle est la marche ordinaire de l'angioleucite. Tout en faisant la part de l'exagération et de l'exclusivisme de cette opinion, on est bien forcé de reconnaître que les choses se passent souvent ainsi.

Ce ne sont pas seulement les vaisseaux et le tissu cellulaire qui se trouvent successivement envahis par l'érysipèle chirurgical ; il atteint aussi les organes les plus profondément situés. L'érysipèle des nouveau-nés [2] s'accompagne fréquemment d'une péritonite, qui

---

[1] Traité de l'érysipèle, p. 127.
[2] Trousseau, Gazette des hôpitaux, 1848, p. 5.

ressemble parfois à la péritonite puerpérale... De plus,
il existe assez souvent une phlébite ombilicale ; la
veine ombilicale s'enflamme, et les veines du foie se
remplissent de pus.

Dans le récit d'une espèce d'érysipèle qui a sévi
sur les enfants de l'Hôpital d'accouchement de Londres,
M. Mawell Carthshore, médecin en chef de cet établissement, rapporte qu'à l'autopsie il trouvait souvent
des lésions semblables à celles observées dans les
fièvres puerpérales : exsudations purulentes sur le péritoine, adhérence des viscères depuis le diaphragme,
épanchement dans l'abdomen, etc. [1]

Dans l'érysipèle médical, au contraire, la marche
de la maladie n'est nullement influencée par la présence ou la direction de vaisseaux lymphatiques ou
autres. L'érysipèle ambulant, qui part de la face ou
du cuir chevelu, descend quelquefois par transitions
ménagées jusqu'à l'extrémité des membres inférieurs,
sans devenir pour cela un sujet d'inquiétude pour le
médecin : cette marche indique même ordinairement
une solution favorable. Ces considérations nous amènent à admettre que l'érysipèle médical est borné à la
peau, et présente tous les caractères d'une maladie

---

[1] *Medical communications*, vol. 2, p. 28.

circonscrite, quelle que soit du reste son étendue.
L'érysipèle chirurgical, au contraire, participe toujours
plus ou moins du caractère diffus, et c'est là ce qui
rend si différents les pronostics de ces deux affections.

On admet généralement qu'il est très-rare que l'érysipèle se termine d'une manière funeste, même lorsqu'il envahit successivement toute la surface du corps.
L'érysipèle traumatique est toujours un fait très-grave;
et qu'on n'attribue pas cette gravité à la lésion antérieure, dont l'inflammation cutanée ne serait en
quelque sorte qu'une complication. Très-souvent un
malade n'offre plus qu'une plaie insignifiante par son
étendue, en voie de guérison, et complètement incapable d'inspirer par elle-même la moindre inquiétude;
l'érysipèle se déclarant, par ce fait seul toutes les
conditions favorables disparaissent et le pronostic devient de la plus haute gravité. Les bords de la plaie
se boursoufflent, prennent une teinte violacée; la
suppuration devient séreuse, ou même se supprime
complètement. « Les terminaisons les plus ordinaires,
dit M. Lepelletier, chez les sujets très-défavorable-
ment disposés (et ce sont ceux-là mêmes qui sont
atteints), sont la gangrène, les suppurations intarissables du phlegmon diffus, l'épuisement progressif du
sujet, ou les désordres consécutifs à la phlébite sup-

purative, qui vient assez fréquemment compliquer ce genre de lésions. »

Naturam morborum ostendunt curationes. Faut-il avoir recours aux évacuants, si utiles dans l'érysipèle médical? Ils n'empêcheront pas l'érysipèle traumatique de poursuivre sa marche envahissante. « Bien des auteurs, nous dit Larrey, conseillent, comme le premier moyen et le plus important à mettre en usage, les saignées capillaires faites avec des sangsues posées sur l'érysipèle. Ces auteurs pensent qu'en désemplissant ainsi les vaisseaux engorgés, on arrête et on fait cesser la maladie ; mais on est induit en erreur.... L'engorgement pathologique reste stationnaire ; le véhicule seul de la vie générale est réduit ; la sensibilité est émoussée, les fonctions de l'individu sont affaiblies, et les propriétés vitales ne tardent pas à s'éteindre dans les parties engorgées, qui sont frappées d'abord de stupeur et bientôt après d'affections gangréneuses, dont il est difficile d'arrêter les progrès [1]. » Larrey nous montre ensuite les sangsues comme occasionnant dans l'érysipèle le développement du caractère phlegmoneux, la formation de clapiers et de fusées purulentes, la dénudation des muscles et de la peau, etc. Quel

[1] Larrey, Clinique chirurgicale, T. 1, p. 61.

est donc le traitement de l'érysipèle traumatique ?
C'est encore Larrey qui nous mettra sur la voie. «Sans
avoir égard aux causes concomitantes à la formation
de la maladie, dit-il, on devra mettre promptement en
usage un moyen qui soit capable d'arrêter ce travail
inflammatoire *péristaltique*, en absorbant le principe
morbide avec les fluides qui le recèlent, et en réta-
blissant en même temps les propriétés vitales dans les
tissus malades, d'où cette stase morbifique les avait
expulsées. Le cautère actuel nous a paru produire ce
double effet, et le succès le plus extraordinaire a jus-
tifié notre attente.... Appliqué sur les points les plus
rouges de l'érysipèle et sur ceux qui sont les plus
rapprochés de la plaie, le fer incandescent arrête, et
à l'instant même, la marche de la phlegmasie [1]. »

« La cautérisation, dit Bonnet (de Lyon), est la
seule méthode qui permette d'atteindre le résultat
désiré; et de même qu'elle est le seul moyen de quelque efficacité contre la phlébite et la résorption purulente, de même elle est le seul remède utile contre

---

[1] Larrey, p. 64. — « J'ai vu Larrey, dit M. Velpeau, employer cette application de feu à l'hôpital du Gros-Caillou, et
j'ai été étonné de l'amélioration survenue très-promptement
chez quelques malades qui étaient dans un état fort grave. »
(Velpeau, *Leçons orales de clin. chir.*, T. III, p. 279.)

l'érysipèle traumatique, qui a tant de rapports avec ces dernières lésions par ses causes et sa gravité [1]. »

En résumé, l'érysipèle traumatique diffère de l'érysipèle médical par son étiologie, par ses symptômes, par son pronostic et par son traitement. Qu'est-ce donc que cette complication des plaies? Nous n'hésitons pas à admettre que l'érysipèle chirurgical est une inflammation diffuse de la peau, n'ayant que de très-vagues rapports de symptômes avec l'érysipèle médical, et destiné, au contraire, à être rapproché du phlegmon diffus, de la phlébite diffuse, de la fièvre puerpérale, de l'infection purulente, etc.

Nous avons déjà noté que ces divers états morbides naissent dans des conditions identiques. Voici, à cet égard, une note intéressante publiée dans le *Bulletin de thérapeutique* de 1840, et relative à la coïncidence d'érysipèles chirurgicaux et de phlébites diffuses. «Sous l'influence de la constitution médicale régnante, y est-il dit, il s'est développé dans la plupart des hôpitaux de Paris un nombre considérable d'érysipèles dans les services de chirurgie. On les a comptés par douzaine à l'Hôtel-Dieu, à la clinique de M. Blandin; à la Pitié, dans celle de M. Lisfranc; à la Charité, dans

---

[1] Bulletin de thérapeutique médicale, T. **XXXIV**, p. 126.

celle de M. Velpeau ; et , chose digne de remarque !
c'est qu'en même temps il a régné comme une épidémie de phlébite , soit à la suite de saignées , soit à
la suite de blessures par accident [1]. »

« Une circonstance bien digne de remarque, dit à la
même époque M. Blandin dans ses leçons cliniques,
c'est qu'à la constitution de l'atmosphère érysipélateuse il s'est joint une grande tendance à la phlébite,
consécutivement à la saignée ; nous en avons eu plusieurs exemples dans nos salles. Nous n'ignorons pas
que cette dernière affection s'est montrée de même
d'une manière épidémique dans d'autres services des
hôpitaux de Paris [2]. »

On peut même établir que l'érysipèle traumatique
est, en quelque sorte, le premier degré d'une série de
phénomènes dont le dernier terme est l'infection purulente. Qu'à l'inflammation de la peau se joigne celle
du tissu cellulaire , toujours avec les mêmes caractères de diffusion, et nous aurons affaire à l'érysipèle
phlegmoneux. Nous avons déjà vu qu'il était bien rare
de constater l'existence de ce dernier sans qu'il n'y eût
en même temps inflammation de quelque ordre de
vaisseaux sanguins ou lymphatiques ; joignons à toutes

[1] Bulletin général de thérapeutique, T. XVIII, p. 258.
[2] Gazette des hôpitaux, 1840, p. 155.

ces lésions morbides des phénomènes d'intoxication
générale, et nous aurons nommé l'infection purulente.
Nous ne voudrions d'autre preuve de l'identité de ces
divers actes morbides que la confusion inévitable dans
laquelle sont tombés les divers auteurs. Nous l'avons
déjà dit, les faits donnés par M. Lepelletier comme
exemples d'érysipèle traumatique sont des cas de phlegmon diffus. Il parle de larges ouvertures spontanées
ou produites par le bistouri, de suppurations abondantes ; chez un malade, de la destruction d'une
grande partie de la peau et du tissu cellulaire, de
vastes lambeaux gangréneux, etc.

Jetons un coup-d'œil sur les symptômes généraux
que Dupuytren attribue au phlegmon diffus : la fièvre
devient continue, seulement elle a des paroxysmes et
des rémittences jusqu'à deux et trois fois par jour,
lesquels ont souvent donné lieu à de graves méprises,
ont été pris pour les symptômes d'une fièvre intermittente et combattus en conséquence par le quinquina.

Plus loin il ajoute, en dépeignant les funestes
terminaisons du phlegmon diffus : « Encore si la suppuration était le seul symptôme fâcheux, peut-être
pourrait-on espérer quelque chose des efforts réunis
de la nature et de l'art ; mais des sueurs abondantes
et le dévoiement l'accompagnent bientôt. En vain

s'efforce-t-on de soutenir les forces, de combattre la diarrhée par tous les moyens, une troisième série de symptômes vient accabler les malades. Presque toujours, en effet, dans les derniers temps, des suppurations pleurétiques, pneumoniques ou hépatiques, achèvent ce douloureux tableau ; on dirait que le mal n'a pu s'épuiser sur le lieu primitivement envahi, qu'une faculté délétère d'inflammation et de suppuration s'est déclarée dans toute l'économie et s'accroît incessamment, ou que, comme le disaient les anciens, il existe chez ces malades une véritable pyogénie [1]. »

Il serait difficile à ces symptômes de ne pas reconnaître la diathèse purulente. En un mot, l'érysipèle chirurgical, le phlegmon diffus, les phlébites ou lymphangites diffuses reconnaissent les mêmes causes, présentent dans leur marche le même trait caractéristique, c'est-à-dire la tendance à la diffusion, aboutissent au même résultat, infection ou diathèse purulente, quand ils n'ont pas été arrêtés dans leur marche.

[1] Leçons cliniques, T. II, p. 315.

§ IV. DE LA POURRITURE D'HÔPITAL.

L'inflammation et la suppuration ne sont pas les
seuls éléments chirurgicaux, susceptibles de pré-
senter le caractère *diffus,* que nous venons de leur
reconnaître dans certaines circonstances ; l'ulcération
et la gangrène nous l'offrent aussi dans l'affection
désignée sous le nom de *pourriture d'hôpital.*

a. L'étiologie de la pourriture d'hôpital a une
foule de points de contact avec celle de l'érysipèle
chirurgical et des autres affections que nous aurons
bientôt l'occasion d'étudier. L'encombrement est au
premier rang parmi les causes de la pourriture
nosocomiale : cette maladie, en effet, est particulière
aux grands hôpitaux, et à tous les lieux où on entasse
une quantité considérable de blessés. Dupuytren a
fait, à ce sujet, une remarque démonstrative : quand
le nombre des malades confiés à ses soins n'excédait
pas 200 dans chaque salle de sa clinique, aucune
odeur repoussante ne se faisait sentir, et les maladies
suivaient leur marche naturelle sans complications
notables ; mais, lorsque, à la suite des désastres des
années 1814 et 1815, les besoins du service obli-

geaient d'augmenter de 20 seulement le nombre des
malades, l'odorat reconnaissait aussitôt l'infection
de l'air, et l'on ne tardait pas à voir survenir la
pourriture d'hôpital et des fièvres de mauvais caractère susceptibles de se transmettre par contagion[1].

Mais l'encombrement n'est pas la seule cause de
cette terrible complication des plaies; toutes les
conditions anti-hygiéniques parviennent à la réaliser,
ou tout au moins à seconder puissamment son développement. Les hôpitaux situés dans des lieux bas
et humides, les salles peu éclairées et mal aérées, y
sont particulièrement exposés. Les fatigues de toute
sorte, les marches forcées, les émotions tristes,
comme le chagrin, la crainte ou le découragement,
doivent trouver une place parmi les causes prédispo-
santes de la pourriture d'hôpital. Notons encore,
comme nous l'avons déjà fait pour l'érysipèle chirurgical, le voisinage des salles de fiévreux.

« Une partie de nos blessés, dit Delpech, a été logée
dans des salles mal percées et communiquant très-
librement avec des salles remplies de fiévreux, la
plupart affectés de typhus nosocomial. Rien n'égale
la fureur que la pourriture a déployée sur la plus

---

[1] Rapport de Dupuytren à l'Académie des sciences; cité par
M. Anglada dans son *Traité de la contagion*, T. I, p. 96.

grande partie des plaies exposées à ce foyer de
contagion.... Dans le même temps, notre collègue,
le chevalier Broussonnet, observait que le typhus
devenait plus commun et plus grave dans les salles
de fiévreux contiguës à celles de nos blessés [1]. »
Voilà donc le typhus et la pourriture d'hôpital concou-
rant réciproquement à leur développement. Delpech
a poussé très-loin l'étude de l'analogie que nous
venons de mentionner, et dit dans ses conclusions :
« Le contagium qui produit la pourriture d'hôpital,
paraît être le même que celui qui détermine le
typhus nosocomial ; seulement, il paraît que pour
produire la première maladie il doit agir immédiatement sur les surfaces suppurantes, et que pour
donner lieu au typhus il doit être absorbé et passer
par les voies de la nutrition. Ce même contagium,
émané d'un corps affecté de typhus, est propre à
produire la pourriture, et *vice versa* [2]. » Nous
verrons plus tard que le professeur Murphy, avec la
plupart des chirurgiens anglais, a fait des observations
analogues sur l'influence réciproque du typhus et de
la fièvre puerpérale.

---

[1] Mémoire sur la complication des plaies et des ulcères
connue sous le nom de *pourriture d'hôpital*, p. 34.

[2] Delpech, *loc. cit.*, p. 46.

Les conditions anti-hygiéniques générales peuvent,
à elles seules, et en dehors de l'encombrement,
provoquer la pourriture d'hôpital. Ollivier, dans son
Traité du typhus traumatique, parle de la pourriture
qui se développa chez un homme habitant un passage
sombre et étroit de Paris, le passage Radziwil. Tout
récemment nous avons été témoin du développement
de la pourriture d'hôpital chez une femme épileptique,
et qui, pendant une de ses attaques, s'était fait une
légère brûlure à la jambe. La plaie persista avec sa
nature à la fois ulcéreuse et gangréneuse pendant
environ deux mois, et résista à tout traitement employé. Au bout de ce temps, le voisinage de l'abattoir,
et la présence, dans le rez-de-chaussée de la maison
qu'habitait la malade, de *tripiers*, qui font subir
aux intestins des animaux tués une série de pré-
parations éminemment insalubres, furent considérés
comme les causes de l'accident. Un changement de
domicile fut aussitôt décidé, et amena les plus heureux résultats.

b. Que la pourriture d'hôpital soit, dans le principe, ulcéreuse ou pulpeuse, qu'elle se complique ou
non d'hémorrhagie, elle n'en adopte pas moins, au
bout d'un certain temps, une marche uniforme qui

montre bien que, malgré ces aspects variés, l'identité
de la maladie est incontestable. Bientôt l'ulcération
étend ses ravages, la plaie se creuse irrégulièrement;
tous les tissus se fondent en une masse pulpeuse,
fongueuse, plus ou moins adhérente, exhalant une
odeur fétide : au milieu de ces débris putrilagineux,
on chercherait en vain à reconnaître les caractères
anatomiques des tissus envahis.

La pourriture d'hôpital ne respecte aucune barrière,
tous les organes cèdent à leur tour; le mal s'étend
par continuité de tissus. La peau et le tissu cellulaire
sont les parties les plus vulnérables, mais tous les
organes peuvent successivement disparaître. Les muscles sont détruits en tout ou en partie ; rien n'est
plus commun, d'après Delpech, que la destruction
ou la mortification des tendons; les nerfs principaux
sont susceptibles de l'ulcération spécifique, les articulations les plus grandes et les plus importantes sont
souvent pénétrées et détruites, les os sont rapidement
dépouillés et nécrosés, etc. [1] Delpech cite l'histoire
d'un Allemand blessé par une balle à la région du
grand trochanter : « La plaie était petite et n'intéressait
que les téguments; mais elle acquit bientôt une

---

[1] Delpech, *loc. cit.,* p. 60.

étendue considérable par la destruction de la peau
que détermina la pourriture d'hôpital. La plaie formait
une surface d'environ six pouces dans tous les sens;
le muscle grand fessier était à nu dans une fort grande
étendue : tel était son état lorsqu'il fut reçu à l'hôpital
Saint-Éloi. La pourriture fut arrêtée une première
fois, et la plaie devint vermeille et bien conditionnée.
Une seconde infection fit des progrès très-rapides,
détruisit la presque totalité du muscle grand fessier,
et découvrit le moyen, en l'altérant légèrement. Deux
autres accidents semblables consommèrent la ruine
totale des parties molles occupant la fosse iliaque
externe, et le malade est mort ayant l'articulation
iléo-fémorale presque entièrement décharnée dans
une très-grande étendue[1]. »

Ainsi, tous les tissus succombent à leur tour. La
pourriture semble cependant respecter les vaisseaux
plus long-temps que les autres organes. «Nous n'avons
point rencontré l'hémorrhagie, dit le professeur
Alquié, comme conséquence de l'ulcération des principaux vaisseaux d'une partie; cependant plusieurs
blessés nous ont présenté des cas de pourriture ayant
un aspect éminemment ulcéreux, au sein de plaies

---

[1] Delpech, *loc. cit.*, p. 58.

avoisinant les troncs vasculaires les plus volumineux. »
Ce professeur cite à l'appui plusieurs observations,
et en particulier la nécropsie d'un militaire qui avait
succombé à l'adynamie la plus profonde, et qui présentait les désordres les plus étendus sur une large
plaie du bras droit, amputé en Crimée dans l'articulation du coude. Les muscles étaient dans un état de
décomposition très-avancée, largement désunis; et au
milieu de tous ces organes infiltrés de pus fétide,
l'artère humérale se trouvait oblitérée jusqu'à une
certaine hauteur, au-dessus du point où elle avait été
liée lors de l'amputation du bras; les tuniques du
vaisseau n'étaient nullement altérées là où il était
perméable, bien qu'elles fussent baignées par le pus,
et ainsi isolées des organes ambiants [1].

Une première réflexion nous a frappé à la lecture
des observations qui précèdent : c'est que ces exemples
de résistance des tuniques artérielles ne concernent
que des vaisseaux d'un calibre considérable. Il est
évident que, quand un muscle est détruit en totalité,
il disparaît avec une masse de petites artères qui
servaient à sa nutrition; et, quant à l'immunité des
gros vaisseaux, elle est loin d'être absolue. « L'obser-

[1] Mémoire sur la pourriture d'hôpital observée à l'Hôtel-
Dieu Saint-Éloi sur les blessés de l'armée d'Orient. 1855-56.

vation, dit Delpech, a mis pour nous hors de doute
l'ulcération et la destruction des parois artérielles par
les progrès immédiats de la pourriture [1]. » Il rappelle
deux observations d'hémorrhagie considérable, l'ayant
forcé dans un cas de pratiquer la ligature de l'artère
axillaire; dans l'autre, de faire l'amputation dans
l'article du membre pectoral.

Ainsi donc, si les tuniques artérielles sont plus
rebelles que les autres tissus à la marche phagédénique de l'ulcération, la différence de texture que la
pourriture rencontre en les abordant n'est pas une
barrière long-temps respectée.

Quand l'inflammation s'associe à l'ulcération diffuse
qui constitue la pourriture d'hôpital, elle participe au
même caractère: quelquefois c'est une inflammation
érysipélateuse, qui se déclare autour de l'ulcère et
peut envahir tout le membre; les vaisseaux lymphatiques qui partent des bords de l'ulcère s'enflamment,
et leur inflammation s'annonce par des traînées rouges
aboutissant aux ganglions les plus voisins, lesquels
peuvent s'engorger et même suppurer et abcéder [2].

   c. Le traitement de la pourriture d'hôpital est

---

[1] Delpech, *loc. cit.,* p. 22.
[2] Compendium de chirurgie, p. 365.

essentiellement local[1]. Il s'agit de faire naître dans les parties contaminées une réaction énergique. Tous les topiques dits anti-putrides peuvent amener ce résultat désirable, quand la maladie est à ses débuts, chez des individus d'ailleurs assez vigoureux, dans des lieux où les conditions anti-hygiéniques ne sont pas à leur apogée. C'est ainsi qu'on explique les succès obtenus par des praticiens recommandables à l'aide des rondelles de citron, du quinquina, du charbon, de l'alcool camphré, de la teinture d'iode, de la glycérine, etc.

Mais quand la pourriture est grave, en la cautérisation réside le seul espoir de salut. Parfaitement indiquée par Marc-Aurèle Séverin, Fabrice de Hilden, Pouteau, Dusaussoy, Percy, son utilité a été plus particulièrement mise en lumière par les travaux des chirurgiens modernes. Le cautère actuel a été avec raison préféré par l'immense majorité des praticiens; c'est là le véritable spécifique de la pourriture d'hôpital bien confirmée.

« Rien n'égale, dit Delpech, la promptitude et la constance du succès que nous avons obtenu par l'usage du fer rouge. Une seule application a suffi le plus souvent. »

[1] *Voir* Delpech, p. 68.

« Le fer rouge, nous dit le professeur Alquié,
possède une supériorité manifeste sur tous les autres
remèdes locaux; son action doit être énergique, elle
jouit d'une innocuité remarquable chez tous les sujets
et dans les régions du corps les plus délicates. »

Cette esquisse rapide nous montre la pourriture
d'hôpital naissant sous l'influence de causes identiques
à celles qui amènent le phlegmon diffus, les phlébites
ou lymphangites diffuses, l'érysipèle chirurgical, etc.
L'étude de la marche de la pourriture nous la montre
envahissant successivement tous les tissus, ne res-
pectant plus ces barrières imposées aux progrès de
l'ulcération ordinaire par la juxta-position de parties
dissimilaires. Enfin, la méthode cautérisante est
suivie des plus brillants succès. Que faut-il de plus
pour prouver que la pourriture d'hôpital n'est autre
chose qu'une ulcération ou gangrène moléculaire
revêtant le caractère diffus, c'est-à-dire se présentant
sans réaction et par suite sans limites ?

§ V. DE LA FIÈVRE PUERPÉRALE.

Confondue chez les anciens avec les fièvres putride
et maligne, la fièvre puerpérale n'a été complètement
isolée et bien décrite qu'à une époque assez rappro-

chée de nous, par Petit, Levret et Puzos. Ce dernier la range dans les maladies aiguës produites par les dépôts laiteux [1]. On sait de quelle faveur a joui cette opinion [2].

En 1776, J. Hunter considère la péritonite comme lésion primitive dans la fièvre puerpérale. « En réalité, dit-il, la fièvre n'est qu'un symptôme sympathique de l'inflammation locale » ; et il ajoute : « Je crois être le premier qui ait émis cette idée sur la maladie qui nous occupe [3]. » Pinel [4] adopte cette manière de voir ; et bientôt Gardien consacre la dénomination de *péritonite puerpérale* dans un passage dont le titre indique les tendances : « De la péritonite puerpérale, ou de la fièvre dite puerpérale, considérée comme une affection locale dont le siége est dans le péritoine, et qui ne diffère des autres péritonites que par la circonstance des couches [5]. »

Mais les recherches anatomiques se multipliant de plus en plus, la péritonite dut perdre de son impor-

[1] Traité des accouchements. Paris, 1759, p. 367.
[2] Voy. le mémoire de Doublet, lu le 7 juin 1788 à la Société royale de médecine.
[3] OEuvres complètes, par Richelot, T. I, p. 501.
[4] Nosographie philosophique, T. II, p. 440.
[5] Traité complet d'accouchement. Paris, 1816, T. III, p. 367.

tance et partager avec d'autres lésions locales le rôle exclusif qu'on lui avait d'abord attribué. Ribes ᵢ et Dance ² firent bientôt connaître leurs savantes recherches sur la phlébite utérine.

Pendant l'épidémie de la Maternité de 1829, M. Tonnellé ³ ayant trouvé du pus dans les vaisseaux lymphatiques, on dut associer la lymphangite utérine à l'anatomie pathologique de la fièvre puerpérale.

Enfin, on a noté dans certains cas, à la face interne de l'utérus, une sorte de pourriture d'hôpital, qui a successivement reçu les noms de *putrescence de la matrice* (Boër), de *ramollissement gangréneux* (Luroth), de *métrite gangréneuse* (Danyau).

Quand l'anatomie pathologique de la fièvre puerpérale parut terminée, l'état général devint l'objet de toutes les préoccupations, et on revint à l'idée d'une fièvre essentielle avec autant de zèle qu'on avait mis d'empressement à poursuivre les lésions locales dans leurs plus infimes détails. Dans les dernières discussions de l'Académie de médecine, nous avons trouvé en

---

¹ Recherches sur la phlébite (*Revue médicale*. Paris, 1825, T. III, p. 5).

² De la phlébite utérine, et de la phlébite en général (*Archives de médecine*, 1828).

³ Archives générales de médecine. Paris, 1830.

présence les deux camps opposés, des généralisateurs et des anatomistes ; mais nous pensons que la science n'a pas encore dit son dernier mot.

a. Nous avons fait mention, dans une autre circonstance, de la thèse de M. Masson, prouvant par des documents nombreux que les fièvres puerpérales ne règnent pas seules, mais que leurs épidémies sont précédées, accompagnées ou suivies d'épidémies d'érysipèle et de quasi-épidémies d'affections autres que les érysipèles, telles que le phlegmon diffus, l'infection purulente, l'ophthalmie purulente des nouveaunés, etc.

En décembre 1838, en janvier et février 1839 se montre une épidémie de fièvre puerpérale à la Maternité, et en même temps les érysipèles sont fréquents à l'Hôtel-Dieu. « Un vésicatoire, des sangsues, écrit-on dans le *Journal des connaissances médico-chirurgicales,* peuvent donner un érysipèle pendant l'épidémie. » A la même époque se montrent des cas nombreux de phlegmon diffus et de phlébites.

En décembre 1844, en janvier, février et mars 1845 sévit à Paris une épidémie très-forte de fièvre puerpérale, et en même temps M. Piorry a des érysipèles dans son service. La *Gazette des hôpitaux* fait mention d'un grand nombre d'érysipèles dans le service de M. Lisfranc. Plus tard, elle dit : « On a signalé tout récemment la présence d'un grand nombre d'érysipèles traumatiques dans divers hôpitaux de Paris; il est évident que nous sommes en ce moment sous une influence épidémique. » A Saint-Louis, on observe une épidémie d'érysipèles dans la salle des hommes du service de M. Jobert; en mars, à la Clinique, on note une épidémie d'érysipèles chez les hommes et chez les femmes.

Nous savons déjà que, de l'identité de causes, M. Masson conclut à l'identité de nature de ces deux maladies.

Bien des auteurs ont fait des observations analogues. En 1842 et 1844, tandis que les femmes récemment accouchées dans la salle de Gésine, de l'Hôtel-Dieu de Rennes, étaient frappées d'angioleucites utérines, qui donnaient constamment lieu aux mêmes lésions anatomiques dans l'utérus et ses annexes et dans le péritoine, les femmes non enceintes et les hommes admis dans les autres salles de l'établissement étaient déjà atteints ou ne tardaient pas à l'être d'angioleucites extrêmement graves [1].

[1] Guérard, Communication à l'Académie de médecine, séance du 23 février 1858.

Cette communauté étiologique ressort encore de l'apparition simultanée sur le même individu de la fièvre puerpérale et d'un érysipèle. Dans la même thèse de M. Masson se trouve consigné le fait d'une femme qui mourut à la Clinique de Paris en juillet 1859, et qui avait en même temps une fièvre puerpérale et un érysipèle.

Déjà la *Gazette médicale* de 1835 avait relaté une observation semblable : « Une femme âgée de 18 ans s'accouche, le 4 janvier, d'un enfant à terme et bien développé. Le 6, elle prend un purgatif; peu après, une fièvre intense et des douleurs abdominales très-vives se manifestent, une métro-péritonite se déclare. Combattus par des évacuations sanguines et par des frictions mercurielles, les symptômes locaux semblent s'amender, lorsque apparaît un érysipèle de la face ; dès-lors, la prostration des forces est extrême, le pouls devient misérable, et la malade succombe. »

Un autre ordre d'observations non moins intéressantes se trouve dans un mémoire du docteur Sidey, d'Édimbourg [1]. Pendant que l'auteur étudiait avec soin plusieurs exemples de fièvre puerpérale, il fut profondément étonné de voir, à plusieurs reprises, les

---

[1] *The Edinburgh medical and surgical journal.* 1859.

personnes qui avaient donné des soins aux malades atteintes de cette affection, être frappées elles-mêmes d'inflammation érysipélateuse de la peau, de la muqueuse de l'arrière-gorge ou du péritoine.

Mme. C... meurt, le septième jour après son accouchement, d'une métro-péritonite puerpérale à marche rapide. Le quatrième jour de sa maladie, Mlle. L..., sa servante, d'une faible constitution, tombe malade; bientôt une inflammation érysipélateuse apparaît sur la mamelle et l'épaule du côté droit, et se termine par une infiltration purulente dans l'aisselle. De nouveaux accidents survinrent encore, et après deux mois de maladie cette jeune fille succomba, ayant un double épanchement dans la poitrine et dans le péritoine.

Mme. M..., accouchée, le 19 avril 1839, de son septième enfant, présenta, le troisième jour, les symptômes d'une métro-péritonite puerpérale, à laquelle elle succomba au bout de six jours de maladie. — 1° Une belle-sœur de Mme. M..., qui lui avait donné des soins pendant sa maladie, fut prise, le quatrième jour après sa mort, des symptômes d'une fièvre intense, avec inflammation du côté de l'abdomen : elle mourut au bout de huit jours. — 2° Une autre belle-sœur de Mme. M..., non mariée, éprouve en même temps une angine *érysipélateuse,* qui persiste pendant plusieurs jours et dont cependant elle finit par guérir. — 3° La belle-mère de Mme. M..., qui resta constamment auprès d'elle, fut prise de fièvre vive, avec une inflammation érysipélateuse de la face et de la tête, à la suite de laquelle elle resta dans une grande débilité. — 4° Un fils de Mme. M..., âgé de 5 ans, eut aussi une inflammation érysipélateuse de la face, avec fièvre.

Mme. J..., accouchée de son second enfant le 22 avril 1839, offrait, le troisième jour après ses couches, les symptômes d'une péritonite puerpérale, à laquelle elle succomba le cinquième jour de la maladie. L'enfant de Mme. J..., huit jours après sa naissance, fut pris d'un érysipèle à l'ombilic, qui s'étendit à toute la moitié inférieure du corps, et qui l'enleva en peu de jours. Nous savons que les exemples de cette nature sont d'une fréquence extrême.

Le docteur Sidey termine son mémoire par les conclusions suivantes : « Combinant l'étude des symptômes, les résultats pratiques obtenus, l'état des organes dévoilé par l'autopsie, et les faits cités plus haut, auxquels plusieurs autres pourraient être ajoutés, — avec l'opinion de divers auteurs respectables, — je crois que la conclusion à tirer est : que la fièvre

puerpérale est simplement une inflammation érysipélateuse de l'enveloppe péritonéale de la région pelvienne, s'étendant au fur et à mesure que la maladie
fait des progrès dans la cavité abdominale et sur le
corps de l'utérus. La fièvre ayant une nature (type)
particulière, l'expérience constate que, dans les saisons
où l'érysipèle se manifeste sous forme d'épidémie, la
fièvre puerpérale règne aussi plus ou moins énergiquement [1]. »

L'auteur termine en rappelant l'observation bien
connue que, quand des chirurgiens se plaignent d'érysipèles consécutifs à leurs opérations, quelque simples
qu'elles soient, les accoucheurs ont bientôt à accuser
la présence de fièvres puerpérales. « Les années 1825,
1826, et l'année actuelle (1839), ajoute-t-il, ont
été remarquables par cette particularité. »

L'opinion du docteur Sidey (d'Édimbourg) est d'autant plus importante à noter, qu'elle est le reflet des
enseignements adoptés par la chirurgie anglaise contemporaine. « Il est admis d'une manière générale par
les Écoles anglaises, dit M. Giraud-Teulon, que l'érysipèle (elles y joignent le typhus) apporté dans les
salles d'accouchement y détermine l'apparition de la

---

[1] *Loc. cit.*, p. 97.

dévastation puerpérale, et, quand nous disons *apporté*, nous entendons ce mot, avec les Anglais, dans le sens de contagion communiquée. Cette opinion et sa réciproque n'y étant plus discutées, l'érysipèle se transforme chez les accouchées en fièvre puerpérale, comme celle-ci paraît avoir déterminé chez des blessés ou des gens valides l'affection que nous venons de nommer. Leurs recueils sont pleins de faits à l'appui de cette manière de voir [1]. »

Voilà donc un premier point parfaitement établi : les fièvres puerpérales et les érysipèles naissent dans des circonstances identiques, du reste bien résumées par les auteurs.

Nous avons vu que l'érysipèle comme le phlegmon diffus naît, suivant l'expression de Delpech, dans les lieux malsains et surchargés ; ou bien, comme l'enseigne Desault, dans les grands hôpitaux, où règnent le mauvais air, le contact d'une foule de corps malsains, la préparation presque toujours mauvaise des aliments, etc.

« La fièvre puerpérale, dit M. Cruveilhier, est la conséquence de l'encombrement. Arrive l'hiver de 1830 à 1831, ajoute-t-il, et avec lui l'encom-

---

[1] La fièvre puerpérale au point de vue de la médecine anglaise (*Gazette médicale de Paris*, 1858, p. 143).

brement de la maison d'accouchement. Le nombre des femmes en couches est plus que doublé ; toutes les cellules des salles sont remplies. Alors apparaît cette terrible fièvre puerpérale épidémique qui fait tant de victimes ; et cela n'étonne pas quand on songe qu'une femme en couches produit quatre à cinq fois plus de miasmes délétères qu'un blessé ou qu'un fiévreux [1]. »

« Dans la généralité des cas, dit M. Jacquemier, les épidémies ne franchissent pas les murs des hôpitaux. Dans les plus favorisés de ces établissements, la mortalité y est toujours de beaucoup supérieure à celle du dehors ; elle est, dans les autres, d'une proportion effrayante [2]. »

« Les salles d'accouchements, les maternités, dit enfin M. Fleury, sont les lieux d'élection de la fièvre puerpérale, comme le delta du Gange est le lieu d'élection du choléra, comme l'Égypte est le lieu d'élection de la peste, comme les Antilles sont le lieu d'élection de la fièvre jaune, comme les contrées marécageuses sont les lieux d'élection de la fièvre intermittente. Contester que l'encombrement soit une

[1] Cruveilhier, Séance de l'Académie de médecine du 30 mars 1858.
[2] Gazette hebdomadaire, 1858, p. 164.

cause de fièvre puerpérale, c'est contester au soleil
sa puissance lumineuse et calorifique [1]. »

L'encombrement est une cause débilitante générale
des plus énergiques, mais elle n'est pas la seule, et
toutes les causes de cet ordre doivent trouver place
dans l'étiologie de la fièvre puerpérale. L'Hôpital-
général d'accouchement de Westminster, à Londres,
ne contient que 40 à 50 lits; il est très-bien con-
struit, parfaitement tenu sous tous les rapports,

---

[1] Fleury, La fièvre puerpérale et l'Académie impériale de
médecine; Paris, 1858, p. 16. — Certains auteurs, pensant
qu'il ne faut pas exagérer l'influence funeste de l'encombrement, usent d'un singulier argument, qui consiste à
nous montrer de petits établissements hospitaliers de Paris ou
de Londres comme n'étant pas exempts de tout désastre. Les
grandes réunions de gens malades sont infiniment plus à re-
douter que celles d'individus sains, mais les unes et les autres
sont très-funestes; il y a encombrement partout où il y a
agglomération considérable d'êtres vivants. On est donc soumis
à cette cause, à Paris ou à Londres, par cela seul qu'on
habite une ville de deux millions d'habitants. M. Guérard lui-
même, dans le remarquable résumé qu'il présenta à l'Académie dans la séance du 6 juillet 1858, a commis cette erreur,
lorsqu'il dit : « La plupart de nos confrères ont fait intervenir
l'influence épidémique et l'encombrement comme causes
essentielles du développement de la maladie. Or, il ne faut
pas oublier que ces deux causes manquent dans une grande
partie des cas sporadiques qui se montrent en ville (*à Paris*),
au milieu des meilleures conditions d'hygiène et de salubrité. »

mais il est entouré d'égouts ouverts qui reçoivent tous les immondices du quartier de Lambeth. Cette circonstance est considérée comme ayant une grande influence sur le développement des épidémies horriblement meurtrières de fièvre puerpérale qui y sévissent en 1828, 29, 35, 36, 38 [1]. M. Dubois rappelle, en outre, ce qui se passe à Londres parmi les femmes qui reçoivent comme malades externes les soins de sages-femmes accréditées par l'Administration des hôpitaux, et, dans les cas graves, par les médecins eux-mêmes de ces hôpitaux. Parmi ces femmes *isolées mais misérables*, la fièvre puerpérale règne quelquefois épidémiquement et fait d'affreux ravages : *R. Gooch. on peritoneal fevers* [2].

Terminons donc ces considérations sur l'étiologie de la fièvre puerpérale, en concluant que, comme l'érysipèle chirurgical, elle reconnaît toujours pour point de départ quelque condition anti-hygiénique, quelque cause débilitante générale.

b. Continuons le parallèle. La symptomatologie a sa raison d'être dans les lésions anatomiques ; tous les auteurs sont d'accord : il n'y a pas de symptôme

---

[1] P. Dubois, Dict. en 30 vol., art. *Fièvre puerpérale.*

[2] P. Dubois, *ibid.*

pathognomonique. On n'observe rien des prodromes ordinaires des fièvres essentielles ; le début est brusque. Le phénomène le plus constant, celui qui semble signaler l'invasion de la maladie, c'est le frisson. Mais le frisson est-il l'indice d'un état général ? Rarement. Dans bien des cas parfaitement appréciés, il accompagne une lésion locale, il révèle la souffrance d'un organe. Un individu reçoit-il inopinément une blessure par instrument piquant, des agitations irrégulières avec sentiment de froid à la peau se manifesteront aussitôt, alors même que l'arme aura simplement traversé la peau ou quelque organe sans importance. Les phlegmasies débutent fréquemment par le frisson, et plus tard, quand, au lieu de prendre la voie de la résolution, elles passent à l'état de suppuration, ce symptôme manque rarement. Quelques chirurgiens habiles ont pu, guidés seulement par son apparition, plonger profondément un bistouri et évacuer des collections purulentes que leur éloignement des téguments communs masquait au doigt explorateur.

Immédiatement après le frisson se montrent des douleurs abdominales, variables par leur étendue comme par leur intensité, mais assurément parfaitement justifiées par la diversité et le nombre des lésions que l'examen nécropsique vient presque toujours nous faire connaître.

1° Le premier fait anatomique que nous avons à constater à la suite d'un accouchement régulier comme après une fièvre puerpérale, est l'état traumatique de la surface interne de l'utérus, que le docteur Simpson a ingénieusement comparé à la surface d'une plaie de quelque étendue produite par un instrument tranchant. Dans les deux cas, nous avons à noter un certain degré d'inflammation.

2° Cette inflammation se communique, par continuité de tissus, à la totalité de la substance propre de la matrice.

3° A la surface de cet organe se trouve le péritoine; la lésion de cette membrane est venue, par sa fréquence et sa gravité, se placer à la tête de l'anatomie pathologique de la fièvre puerpérale. La péritonite, comme toutes les phlegmasies puerpérales, présente pour caractère dominant une tendance extrême à la purulence.

4° A côté, M. Cruveilhier place le phlegmon diffus du tissu cellulaire sous-péritonéal, qui accompagne la péritonite, dit cet auteur, dans l'immense majorité des cas : cette inflammation diffuse se répand au loin avec une facilité extrême, remontant jusqu'aux reins, s'étendant en arrière jusque dans l'épaisseur du mésentère, gagnant en bas le tissu cellulaire de l'excavation pelvienne entre le vagin et la vessie.

5° Enfin, dans l'épaisseur de la matrice se trouvent des vaisseaux lymphatiques et des veines, et ces vaisseaux se laissent envahir comme tous les tissus qui les environnent. La purulence des vaisseaux lymphatiques est, pour M. Cruveilhier, le trait le plus remarquable et peut-être le plus caractéristique du typhus puerpéral; quant à la phlébite utérine suppurée, elle constitue une des formes les plus redoutables de la maladie.

Ce simple énoncé des altérations anatomiques qui caractérisent la fièvre puerpérale, ne nous suffit-il pas pour apprécier le trait le plus saillant de la marche de cette maladie? Ne voyons-nous pas tous les organes se laisser envahir de proche en proche? Ne voyons-nous pas toutes les parties dissimilaires qui les composent sympathiser, suivant l'heureuse expression de Hunter, avec le siége primitif de la maladie? De la face interne de la matrice à la muqueuse intestinale, nous ne trouvons pas un élément histologique capable de réagir et de lutter ; cette limite naturelle que chaque lésion rencontre au contact de parties dissimilaires, est ici renversée et méconnue.

De même que le caractère essentiel de l'érysipèle chirurgical est d'associer à la phlegmasie cutanée le tissu cellulaire, les veines et les vaisseaux lymphatiques de la partie atteinte, et de ne reconnaître de limite en aucun sens; de même la fièvre puerpérale a pour trait caractéristique cette même association funeste de tous les organes d'une région qui se livrent sans défense à une lésion qui marche toujours en avant, non par l'énergie de ses effets, mais par l'absence de toute lutte, de toute résistance.

La fièvre puerpérale et l'érysipèle chirurgical ont donc une étiologie commune, une marche identique.

c. La terminaison de la fièvre puerpérale n'est point sans intérêt pour le but que nous poursuivons.

Un des premiers, le docteur Simpson (d'Édimbourg) a attiré l'attention des chirurgiens sur le parallèle que l'on peut établir entre l'état d'une femme récemment accouchée et celui d'un individu qui a subi un traumatisme violent ou une des grandes opérations de la chirurgie. Il a poursuivi la comparaison de ces deux états au point de vue de leurs conditions anatomiques, de la nature intime des deux affections, des symptômes observés pendant la vie, et des lésions dévoilées par l'autopsie. Il a signalé en particulier la tendance des deux plaies à s'éloigner, dans des circonstances identiques, du type normal de leur réparation et à devenir le siége de sécrétions morbides ou d'une inflammation exagérée ; en un mot, une prédisposition commune aux mêmes déviations pathologiques et aux mêmes complications. Quant à la nature de ces deux affections, le raisonnement et l'observation ne lui parurent laisser aucun doute sur les rapports intimes qui existent entre elles [1].

L'anatomie pathologique offre de nouveaux arguments en faveur de l'analogie en question ; elle nous apprend, en effet, que les plaies des organes pelviens, quand elles donnent lieu chez l'homme à une fièvre chirurgicale, sont compliquées ordinairement de péritonite, et que dans les cas d'accouchement suivi de fièvre puerpérale, l'utérus est le siége primitif d'une inflammation, qui s'étend bientôt, *par la continuité des tissus,* jusqu'aux dépendances de cet organe et au péritoine.

En ce qui concerne la marche et les formes diverses de la fièvre puerpérale, ajoute M. Dubois, l'analogie avec la fièvre chirurgicale n'est pas moins frappante ; et parmi les faits qui témoignent du rapprochement

[1] Dubois, Communication à l'Académie de médecine, séance du 30 mars 1858.

de ces deux affections, il en est un qui ne saurait échapper à un observateur attentif : c'est la tendance malheureuse de ces deux maladies à se montrer plus graves dans les grands centres de population que dans les campagnes, dans les hôpitaux que dans la pratique privée, et dans les salles encombrées que dans les salles spacieuses et facilement aérées [1].

« Les épidémies de typhus puerpéral, dit M. Cruveilhier, dont j'ai été témoin à la Maternité en 1830, 31 et 32, étaient la fidèle image des épidémies de typhus traumatique que j'avais observées à l'Hôtel-Dieu en 1813 et 14, lorsque, par suite de l'invasion de la France par l'Europe coalisée, la population de cet hôpital ayant plus que doublé, les amputés périssaient, ou rapidement dans un état typhoïde, ou plus lentement par la pourriture d'hôpital. Je n'ai pas vu guérir un seul amputé pendant tout le cours de l'épidémie, s'écrie M. Cruveilhier, et j'étais interne dans le service de Dupuytren !.... La femme en couche meurt d'inflammation comme le blessé ; elle meurt d'une péritonite qui n'est pas moins grave que la péritonite qui suit une blessure de l'abdomen ou une opération chirurgicale pratiquée sur cette partie du corps. La

[1] P. Dubois, *ibid.*

femme en couche meurt de gangrène de l'utérus, comme le blessé meurt de pourriture d'hôpital.

» Aussi souvent que le blessé, elle meurt de ces érysipèles envahissants, dits *erratiques,* qui parcourent successivement toutes les régions de la surface du corps et se reproduisent même quelquefois sur les parties déjà envahies [1]. » On sait que cette doctrine a été éloquemment présentée et défendue à l'Académie de médecine par M. le professeur Trousseau [2].

Enfin, un dernier trait rapproche les fièvres puerpérale et chirurgicale ; celle-ci aboutit presque inévitablement à l'infection purulente. Il est évident qu'il ne peut en être différemment pour la fièvre puerpérale, dont la phlébite utérine suppurée constitue un des symptômes locaux les plus redoutables. « Tout le temps, dit M. Cruveilhier, que le pus veineux est parfaitement circonscrit par des caillots sanguins, il n'y a pas d'infection purulente générale ; la purulence est limitée aux veines utérines. Mais lorsque arrive le mélange du pus au sang, alors survient l'infection purulente générale, et, par suite, la formation d'abcès

[1] Cruveilhier, Communication à l'Académie de médecine, séance du 6 avril 1858.

[2] Communication à l'Acad. de médecine, dans les séances du 23 mars et du 11 mai 1858.

dans presque tous les organes, à la manière de l'infection purulente des blessés [1]. »

L'anatomie pathologique est là pour constater le
fait : sur 222 cas de fièvre puerpérale observés par
M. Tonnellé, on remarque 23 pneumonies, 43 pleu-
résies, 10 fois du pus dans les articulations, 19 fois
du pus dans le foie, le pancréas ou les muscles, etc.

Si les abcès métastatiques et les autres symptômes
de l'infection purulente ordinaire manquent quelquefois, assez souvent, dans la fièvre puerpérale, cela
vient simplement de la rapidité de la marche de la
maladie.

L'inflammation diffuse qui caractérise localement la
fièvre puerpérale, porte son action sur des organes
autrement importants que ceux qui appartiennent aux
surfaces traumatiques, suite de l'amputation des membres ; mais si la femme peut résister quelque temps,
l'infection purulente ne manque pas de se montrer.

Une autre considération peut encore être mise en
avant : c'est que, comme le fait remarquer M. Velpeau,
à la suite des lymphangites, et nous savons quel rôle
important elles jouent dans l'anatomie pathologique
de la fièvre puerpérale, les organes parenchymateux

---

[1] Cruveilhier, *loc. cit.*

ne sont que très-rarement le siége d'abcès métastatiques [1]. Dans l'angioleucite, comme il le dit dans
une autre circonstance [2], les ganglions arrêtent au
passage la matière purulente et la travaillent.

Nous savons déjà que les terminaisons les plus
ordinaires de l'érysipèle chirurgical sont la gangrène,
les suppurations intarissables du phlegmon diffus,
l'épuisement progressif du sujet ou les désordres consécutifs à la phlébite suppurative. Dans la fièvre
puerpérale, n'avons-nous pas noté la gangrène de
l'utérus, les suppurations du phlegmon diffus sous-
péritonéal, les désordres consécutifs à la péritonite,
à la phlébite ou à la lymphangite diffuses, c'est-à-dire
l'infection purulente.

Nous voilà donc arrivé à admettre pour les deux
affections une étiologie commune, le même trait caractéristique dans leur marche, c'est-à-dire ce défaut
complet de réaction, cette sympathie de tous les
organes voisins pour une lésion primitive; enfin, une
terminaison identique (infection ou diathèse purulente),
quand le temps permet le développement des symptômes qui la caractérisent.

[1] Velpeau, Leçons orales de clin. chirurg., T. III, p. 251.
[2] Communication à l'Académie de médecine, séance du
25 mai 1858.

d. Le traitement nous offrirait encore un argument en faveur de l'analogie de ces deux affections. Dans l'érysipèle chirurgical toute médication interne échoue ; un seul remède jouit d'une efficacité incontestable quand il est employé à temps : c'est l'application du fer rouge.

Au sujet de la fièvre puerpérale , personne n'a encore oublié avec quelle décourageante unanimité tous les membres de l'Académie de médecine sont venus confesser l'impuissance des divers moyens qui ont été préconisés. La cautérisation étant ici impossible à cause de la profondeur des lésions locales, nous sommes encore aujourd'hui réduits au triste aveu de la stérilité des ressources thérapeutiques.

Nous pensons n'avoir rien à changer à cette conclusion, malgré les propositions de M. Larghi [1]. Ce chirurgien, considérant qu'il est des maladies, telles que la rage, qui, incurables après leur début, sont prévenues par la cautérisation ; secondement , que l'ophthalmie purulente, la phlébite, la pyoémie sont arrêtées dans leur développement par la cautérisation ; se demande pourquoi on n'essaierait pas de ce moyen contre la fièvre puerpérale. Quant à lui , il n'hésiterait

[1] Gazette méd. Ital. prov. Sarde , 17 mars 1862.

pas à porter au fond de l'utérus, après l'accouchement,
une éponge imbibée d'une solution de nitrate d'argent,
et à cautériser toute la surface interne de ce viscère,
afin de prévenir ou de faire avorter la fièvre puerpérale.

Le rédacteur de la *Gazette médicale de Lyon*,
après avoir exposé cette méthode de traitement, avoue
qu'il n'aurait pas le courage d'être le premier à l'ex-
périmenter, et l'on sait que l'École Lyonnaise n'a pas
de prévention contre l'emploi des caustiques.

Les analogies profondes que nous avons signalées
entre la fièvre puerpérale et l'érysipèle chirurgical, nous
permettraient peut-être d'indiquer la véritable nature
du mal ; mais avant, jetons un coup-d'œil sur les principales opinions émises à cet égard. La fièvre puerpérale
est une fièvre essentielle pour MM. Depaul, Guérard,
P. Dubois ; M. Hervez de Chégoin la considère comme
le résultat d'une infection purulente ou putride ; elle est
le résultat d'inflammations locales pour MM. Cazeaux,
Beau, Velpeau, etc.

A. Les partisans de l'essentialité, représentés surtout à l'Académie par MM. Depaul et P. Dubois, ont
mis en avant les preuves suivantes :

1º La nature épidémique de l'affection est déjà
une forte présomption en faveur de son essentialité.

Mais, en raisonnant ainsi, la même cause devrait être admise en faveur de l'essentialité de la phlébite, du phlegmon diffus, de l'érysipèle chirurgical, de la pourriture d'hôpital, généralement considérés comme lésions locales et cependant fort susceptibles de régner épidémiquement.

Les épidémies se manifestent avec les bizarreries qui leur sont habituelles et qui ne doivent pas trop nous étonner. Une cause occasionnelle très-légère peut réveiller chez un individu des prédispositions cachées, acquises depuis long-temps : une contusion du sein est suivie du développement d'une tumeur cancéreuse, comme l'entorse chez le scrofuleux peut être le point de départ d'une tumeur blanche. De même, en temps d'épidémie, lorsque toutes les femmes, réunies dans une Maternité, sont sous l'influence d'une prédisposition commune, la moindre cause, une variation atmosphérique, l'apparition de grands vents suffisent pour déterminer rapidement des accidents nombreux et redoutables.

2° La fièvre puerpérale se montre surtout là où les femmes sont réunies en grand nombre; l'encombrement semble une cause favorable au développement d'états généraux. Nous l'avons déjà dit, l'encombrement n'est-il pas la cause la plus énergique de la production du phlegmon diffus, des phlébites diffuses, suites de saignées ou de lésions traumatiques, de la pourriture d'hôpital, toutes lésions destinées à impressionner d'abord les organes qu'elles atteignent, et à ne réagir que d'une manière secondaire sur l'organisme en général?

3° L'argument le plus sérieux proclamé par les partisans de l'essentialité est assurément l'absence de lésions anatomiques dans un petit nombre de cas; il n'est cependant pas resté sans réponse. M. Beau a rappelé, avec raison, le principe de Pascal, qu'il faut être sévère à l'exception. La médecine des cas rares est, en effet, peu féconde en résultats utiles. D'un autre côté, quand il s'agit d'une maladie dont un des caractères essentiels est la variabilité et la multiplicité des altérations, ces altérations venant à manquer, le diagnostic est-il bien facile? Une femme en couche, dont l'organisme vient d'être fortement ébranlé, qui a subi, en outre, des secousses morales de tout genre, qui, dans un hôpital d'accouchement, est exposée à une foule de conditions anti-hygiéniques, nous paraît très-apte à réaliser une fièvre ataxique ou adynamique, qui, au point de vue symptomatologique, n'est pas sans grande analogie avec une fièvre puerpérale sans lésions locales.

4º Comme toutes les maladies réputées générales, a-t-on dit encore, la fièvre puerpérale devient manifestement contagieuse dans certaines conditions. Nous répondrons, comme nous l'avons fait au premier argument, que la pourriture d'hôpital, lésion locale guérie par un traitement local, est quelquefois manifestement contagieuse, ainsi que le prouvent les exemples parfaitement avérés d'inoculation suivie de succès.

En outre, la fièvre puerpérale a dans sa marche quelques traits qui ne cadrent pas avec les allures ordinaires des affections essentielles. « Il n'y a presque aucun organe, dit M. Dubois, qui ne puisse être altéré et souffrant dans le cours de la maladie, et aucun viscère ni aucun tissu dont on n'ait pu constater l'altération. Ainsi, la fièvre puerpérale, *contrairement à ce qu'on observe dans les fièvres dites essentielles*, n'a pas de caractère anatomique qui lui soit propre [1]. »

M. Cazeaux fait remarquer, enfin, qu'un des caractères des fièvres essentielles est de s'annoncer par des symptômes généraux qui précèdent les manifestations locales : ainsi paraissent se succéder les phénomènes

[1] Communication à l'Académie, séance du 5 mai 1858.

qui caractérisent la fièvre typhoïde, la variole, la scarlatine, etc. Or, on n'observe rien de semblable dans la fièvre puerpérale, où la douleur, manifestation des phlegmasies locales, se produit aussitôt que le frisson, phénomène initial.

B. L'opinion de M. Hervez de Chégoin a été très-nettement formulée par cet orateur, dans la séance du 16 mars 1858 de l'Académie de médecine. La fièvre puerpérale n'est autre chose, dit-il, qu'une infection générale ; mais, au lieu de la croire préalable à l'accouchement, il faut la considérer comme secondaire. Cette infection est de deux sortes, putride ou purulente ; son foyer est dans la matrice. Les causes de la fièvre puerpérale putride sont toutes celles qui retiennent dans la matrice des matières qui devraient en être expulsées après l'accouchement. Le meilleur remède consiste dans un lavage de la face interne de l'utérus. Pratiquées opportunément, d'après M. Hervez de Chégoin, les injections sont propres à prévenir l'infection putride ou même à la guérir à son début. Nous n'insistons pas sur l'infection purulente, qui est évidemment ou une maladie à part, comme l'a prouvé M. Depaul, ou un phénomène ultime de la fièvre puerpérale véritable.

A cette doctrine de l'infection putride, on peut répondre, avec M. P. Dubois, que si le séjour d'une certaine quantité de sang liquide ou coagulé, retenu dans l'utérus et s'y altérant, pouvait devenir la cause d'une intoxication du sang et des effets qu'on lui suppose, une condition naturelle et inoffensive se convertirait en un danger permanent et redoutable [1].

Dans certains cas, il est vrai, l'infection putride se montre avec tous ses caractères, alors que du sang, des débris de placenta ou même de fœtus, laissés dans les organes génitaux, s'y sont putréfiés ; mais les symptômes n'ont aucune analogie avec ceux de la fièvre puerpérale. Enfin, la fièvre puerpérale, dit M. Legroux [2], frappe souvent des femmes dont les lochies n'ont encore subi aucune décomposition putride, et respecte celles dont le vagin et l'utérus sont devenus un affreux cloaque d'infection. Le traitement de M. Hervez de Chégoin n'a pas inspiré aux membres de l'Académie de médecine plus de confiance que la théorie qui l'a fait naître. « Les injections utérines préviendraient l'infection putride, dit M. Trousseau ; on n'en use guère dans les campagnes ; les femmes s'y

---

[1] Communication du 30 mars 1858.
[2] Cité par M. Guérard à l'Académie.

portent très-bien avec des lochies horriblement fétides.
Dans nos hôpitaux, on fait les injections avec le
plus grand soin, les lochies n'y sont pas fétides, il
en est de même dans la société, et nos accouchées
meurent. »

C. La variabilité et la multiplicité des altérations
sont un des caractères les plus saillants de la fièvre
puerpérale ; il n'est donc pas étonnant qu'on ait cherché
à lui faire jouer un rôle considérable dans l'histoire
de cette affection. Bichat avait cherché à renverser
l'opinion de l'essentialité de la fièvre puerpérale, et à
démontrer que cette fièvre, loin d'être primitive, était
symptomatique de la péritonite. On ne saurait contester que des phénomènes inflammatoires ne se montrent d'une manière à peu près constante dans la maladie
qui nous occupe. Les recherches d'anatomie pathologique ne permettent point de douter de l'existence,
dans l'immense majorité des cas, d'altérations phlegmasiques considérables. Peut-on en conclure, avec
M. Beau, que la fièvre puerpérale est une phlegmasie ;
ou dire, avec M. Cazeaux : « Quand on a pendant la
vie les symptômes inflammatoires les plus évidents,
et, après la mort, des caractères non douteux de la
phlegmasie, que faut-il de plus pour déterminer la

classe de l'affection ? Évidemment, il n'y a pas à
hésiter, c'est une inflammation [1]. »

Une des premières difficultés qui s'est présentée
aux partisans de l'inflammation comme cause de tout
le mal, a été de désigner l'organe coupable. Est-ce le
péritoine ? Mais la péritonite, même compliquée de
métrite, présente un développement lent et graduel
bien différent du mode d'invasion, toujours si brusque
et quelquefois foudroyant, de la fièvre puerpérale. On
peut généralement lui assigner une cause plus ou
moins saisissable. M. Huet, qui a essayé avec assez
de bonheur le diagnostic des deux péritonites, fait les
remarques suivantes : La nouvelle accouchée atteinte
de métro-péritonite inflammatoire a la figure colorée,
turgescente ; son pouls est dur et fort ; la constipation
est opiniâtre ; le ventre, d'un volume à peu près
normal, offre une douleur vive, plus particulièrement
circonscrite vers les fosses iliaques. La malheureuse
frappée de fièvre puerpérale a le visage pâle et les
traits profondément altérés ; son pouls, fréquent, est
en même temps mou et dépressible ; un symptôme
important, et sur lequel nous aurons à revenir, est la
diarrhée, qui s'observe le plus souvent dès le début

---

[1] Séance du 15 avril 1858.

de la maladie. Enfin, la douleur est forte mais obtuse, et occupe en général une grande étendue [1].

La fièvre puerpérale est-elle une phlébite? La distinction est plus délicate. Un premier fait nous frappe cependant, elle manque dans la moitié des cas [2]; sa marche est lente. Une conséquence inévitable de la phlébite est la formation d'abcès multiples, qui se rencontrent rarement dans la fièvre puerpérale.

Enfin, un dernier argument, qui répond à toutes les localisations inflammatoires, nous est fourni par leurs plus ardents défenseurs. La saignée et les sangsues ne sont même pas mentionnées par M. Velpeau; il y a là un singulier désaccord entre la théorie et la pratique. « Les phlegmasies gouvernées par les fièvres puerpérales, dit M. Beau, sont surtout très-réfractaires à l'emploi des anti-phlogistiques. » Nous pensons qu'on doit aller plus loin que M. Beau, et qu'on est bien forcé de reconnaître qu'elles sont même, dans ces conditions, singulièrement exagérées. Or, une inflammation aggravée par l'usage des anti-phlogistiques est une de ces monstruosités pathologiques qu'on ne doit accepter qu'avec une grande réserve.

Ce simple exposé suffit pour nous montrer le peu

---

[1] Huet, Thèse de la Faculté de Paris. 1853.
[2] Statistique de M. Tonnellé.

de fondement des théories admises. L'essentialité,
telle qu'elle est comprise par les auteurs modernes [1],
est un aveu d'ignorance, fort sage quand on n'a rien
de mieux à mettre à la place. L'idée d'une simple inflammation des organes pelviens ne supporte pas le
moindre examen. Ce n'est pas que personne ait jamais
songé à nier l'existence des altérations phlegmasiques,
mais l'inflammation ne constitue qu'un élément de ces
altérations locales; le second et le plus important est
la *diffusion*.

1° Les causes de la fièvre puerpérale sont les mêmes
que celles de toutes les lésions diffuses, du phlegmon
diffus, des phlébites et lymphangites diffuses, de l'érysipèle chirurgical, etc. : ces causes sont débilitantes,
générales ou locales. Nous avons longuement insisté sur
les premières; il nous aurait été aussi facile de donner
des détails sur les secondes. Nous n'avions pour cela
qu'à rappeler les faits observés à l'hôpital de Vienne
par le Dr Semelweiss. Les chirurgiens anglais, le professeur Murphy en particulier, accordent la plus grande
importance à l'action funeste des miasmes cadavéri-

---

[1] M. Depaul a appelé la fièvre puerpérale *une fièvre essentielle,* parce que, suivant lui, elle provient d'une altération
primitive du sang; et personne ne s'est aperçu, à l'Académie
de médecine, de la contradiction que ces mots impliquent.

ques apportés par le doigt de l'accoucheur dans l'intérieur même des organes génitaux.

2° L'identité de nature de la fièvre puerpérale et de l'érysipèle traumatique, sur laquelle nous nous sommes longuement étendu, est un second argument en faveur de la thèse que nous développons.

3° Comme nous l'avons fait remarquer, la marche de la maladie indique au plus haut degré ce défaut de réaction, ce défaut de limites, cette sympathie des organes voisins pour un tissu primitivement atteint ; les allures envahissantes, phagédéniques du mal, tous les caractères des lésions diffuses se trouvent réunis.

4° Enfin, l'inutilité des anti-phlogistiques montre que l'élément inflammatoire est peu important à combattre, et que tous les efforts du praticien doivent avoir pour but de réveiller les forces et de faire naître une réaction, seule capable de sauver les jours de la malade.

§ VI. DES PLAIES VIRULENTES.

Toutes les maladies qui viennent de nous occuper peuvent naître tour-à-tour sous l'influence de causes générales ou de causes locales ; celles qui vont, dans un dernier chapitre, attirer notre attention, doivent être plus spécialement attribuées à ce dernier ordre de causes [1].

La rage déclarée étant une maladie incurable, tous les efforts de l'art doivent tendre à la prévenir ; pour cela, au moindre soupçon, il faut employer surtout la cautérisation. « La cautérisation de la morsure est un moyen de prévenir le développement de la maladie, qui réussit presque toujours, même vingt-quatre heures après l'accident. A Dellys, en janvier 1846, un chien enragé mordit quatre sous-officiers du 51e de ligne, qui se cautérisèrent eux-mêmes avec deux lames de couteaux rougies au feu ; pas un ne devint hydrophobe. Le même chien mordit encore un enfant de 12 ans ;

[1] Nous disons *plus spécialement*, car l'influence de la santé générale ne doit jamais être méconnue. Les causes débilitantes générales, l'encombrement ne peuvent évidemment produire une maladie virulente, mais elles peuvent exagérer singulièrement le danger d'une inoculation préalable. A Montpellier, et dans toutes les villes d'une salubrité irrécusable, la pustule maligne est relativement bénigne. Nous entendions récemment notre collègue, M. Pécholier, faire une observation analogue au sujet de la ville d'Avignon, très-spacieuse pour sa population, et fréquemment balayée par un vent violent dont on est trop disposé à n'apprécier que les inconvénients. On sait, au contraire, que la pustule maligne est endémique et très-grave dans la ville de Chartres, dont les bas quartiers réunissent les conditions d'une insalubrité manifeste.

soit ignorance de l'état du chien, soit tout autre motif, on se contenta d'appliquer sur la morsure un cataplasme ; trente-cinq jours après, cet enfant présentait les symptômes de l'hydrophobie, et mourait le quatrième jour à l'hôpital de Dellys.

» L'année suivante, à Blidah, un chien appartenant à M. M..., capitaine du génie, mordit aux mains et aux avant-bras trois soldats. Le lendemain de cet accident, ce chien me fut présenté, dit M. Hugo, médecin vétérinaire de l'armée ; il était, *sans aucun doute*, enragé. Les soldats furent conduits à l'hôpital militaire, où on leur fit de profondes scarifications, partout où existaient des traces de morsure. Aucun ne devint hydrophobe, bien que plus de vingt-quatre heures se fussent écoulées entre l'accident et la cautérisation, et que le moral de ces malheureux en eût été profondément affecté [1]. »

On appliquera donc le feu, et le feu seul ; les autres caustiques ne sont pas assez énergiques. « Je me rappellerai toujours, ajoute Vidal (de Cassis) [2], deux individus qui furent mordus à Marseille par le même chien : l'un d'eux fut cautérisé par le fer chaud,

---

[1] Lettre de M. Hugo, dans le Bulletin des travaux de la Société de médecine d'Alger, T. I.

[2] Pathologie externe, T. I, p. 296.

l'autre par le beurre d'antimoine. Chez celui-ci la rage se déclara, l'autre n'en a jamais éprouvé le moindre symptôme. »

Voilà donc un premier point établi : la cautérisation au fer rouge prévient le développement de la rage[1].

Quelle est l'action de la cautérisation ? C'est, répondent les classiques, de détruire le poison dans le lieu où il a été déposé, et avant que l'absorption l'ait transporté au loin[2]. « La méthode de la cautérisation, dit M. Philipeaux, sera toujours suivie du plus grand succès, si on prend la précaution essentielle de cautériser aussitôt que la plaie a été produite, et de la placer dans des conditions telles que le virus puisse être complètement détruit[3]. » — « Les plaies empoisonnées, écrivent les auteurs du *Compendium de chirurgie*, exigent toutes, dès le principe, un mode de traitement qui amène la destruction de la matière

---

[1] Dans son dernier arrêté sur les mesures à prendre à la suite des morsures faites par un animal supposé enragé, M. le préfet de police, invoquant les prescriptions du Conseil d'hygiène, insiste sur l'urgence de la cautérisation au fer rouge, *seul moyen certain de préserver des funestes effets de la contagion rabique*. (Journal de médecine et de chirurgie pratiques; avril 1862, p. 189.)

[2] Grisolle, Pathologie interne, T. II, p. 94.

[3] Traité pratique de la cautérisation, p. 269.

morbifique déposée dans la solution de continuité ; et
si cette indication peut être remplie à temps, elles
perdent la plus grande partie de leur gravité, et
rentrent dans la classe des blessures ordinaires[1]. »

« La chimie, nous dit M. le professeur Anglada,
nous arme du feu ou des caustiques pour détruire le
virus rabique cantonné dans les sinuosités de la plaie
produite par la morsure[2]. » Au sein de l'Académie
de médecine, M. Renault, interrogé sur la valeur
respective des caustiques, a répondu qu'il ne croyait
pas qu'il y eût à tenir compte de la spécificité de tel
ou tel d'entre eux. « Celui, a-t-il ajouté, qui pénètre
le plus profondément est le meilleur[3]. »

Peut-on admettre, raisonnablement, que le but ait
jamais été atteint ? Nous ne le pensons pas, en présence de deux considérations irrécusables.

La première est relative à la faible quantité de
venin, de virus ou de substance toxique nécessaire
pour impressionner l'économie, dans quelques cas,
de la manière la plus fâcheuse. Fontana, le plus
fameux des disciples de Haller, expérimentateur

[1] Compendium de chirurgie pratique, T. 1, p. 439.
[2] Traité de la contagion, T. I, p. 207.
[3] Séance du 15 janvier 1852 (*Gazette médicale de Paris,*
1852, p. 41).

sagace et intrépide, a cherché à déterminer la quantité de venin de vipère indispensable pour faire
mourir un animal. Or, il est résulté des expériences
ingénieuses qu'il a imaginées, qu'un millième de grain
de venin, introduit immédiatement dans un muscle,
suffit pour tuer un moineau presque immanqua-
blement [1]. Le fait est bien mieux établi pour les virus.
Quelle est la dose de virus-vaccin nécessaire pour
amener la formation d'une pustule régulière? Il est
évident que, dans certains cas, elle est inappréciable
par tous les moyens de mensuration possible. Du
reste, il est parfaitement reconnu que la réaction de
l'économie n'a aucun rapport de proportion avec les
quantités absorbées. « Peu ou beaucoup de virus vario-
leux, peu ou beaucoup de virus-vaccin, c'est absolument la même chose, dit M. Bousquet. L'essentiel,
en fait de virus, n'est pas la quantité, mais bien la
qualité. Quand le vaccin est bon, quand on le prend à
point, la moindre gouttelette, un atome, suffit pour
le reproduire, et cette reproduction se fait avec une
extrême facilité [2]. »

En second lieu, les virus sont si facilement absorbés,

---

[1] D'Amador, Discours sur l'action des agents imperceptibles,
1846, p. 30.
[2] Nouveau traité de la vaccine, 1848, p. 512.

qu'à peine en contact avec les vaisseaux ouverts, ils sont pris par eux sans que rien puisse les leur enlever. On peut impunément laver les piqûres saignantes, soit avec de l'eau pure, soit avec de l'eau chlorurée; les ventouses elles-mêmes, le plus fort, le plus puissant antagoniste de l'absorption qu'on connaisse, n'ont pas plus d'efficacité.

Une fois saisis, ils parcourent tout l'organisme avec une célérité véritablement étonnante. Les expériences de M. Fodera ont prouvé qu'une substance est prise et portée en deux ou trois minutes, non-seulement au centre de la circulation, mais projetée dans toutes les parties du corps et jusque dans les excrétions aux-quelles elle communique son odeur [1]. La rapidité de la circulation est encore plus exactement appréciée par la physiologie contemporaine.

Hering, pour la démontrer, s'est servi du prussiate jaune de potasse; il l'introduit dans la jugulaire du côté du cœur. A partir du moment où le liquide a com-mencé à être introduit dans le vaisseau, on recueille de cinq en cinq secondes le sang qui vient par le bout supérieur de la veine. Il est clair que le sel a dû parcourir toute la grande et toute la petite circulation

[1] Bousquet, *ibid.*, p. 516.

en passant par les vaisseaux de la tête et du cou. Chez les chevaux il suffit, pour cela, de 25 à 30 .secondes; chez les animaux plus petits il ne faut qu'un temps beaucoup moindre [1].

Sur un chien de forte taille, M. Cl. Bernard fit l'injection dans le conduit parotidien gauche de quatre centimètres cubes d'une dissolution de quinze centigrammes pour cent d'iodure de potassium. On avait placé dans le conduit de la glande parotide du côté droit un tube pour recevoir la salive. Aussitôt après l'injection, on fit sécréter la salive par l'excitation du vinaigre, et on recueillit celle qui s'écoula par la glande parotide non injectée. Les premières gouttes de salive qu'on recueillit immédiatement après l'injection faite par l'autre glande, contenaient déjà des traces d'iodure de potassium. Au bout de quelques minutes, ce sel s'était montré en fortes proportions.

Cette expérience prouve la marche rapide de l'iodure de potassium, puisque cette substance a paru immédiatement dans la sécrétion de la glande du côté opposé. Il est évident que, pour y arriver, ce sel avait dû être absorbé par les veines, être porté au cœur et

---

[1] Cl. Bernard, Leçons sur les effets des substances toxiques et médicamenteuses. Paris, 1857, p. 78.

rapporté avec le sang artériel, tout cela dans un temps inappréciable[1].

Les faits que nous venons de rappeler nous permettent d'admettre qu'il est impossible que le cautère actuel ait jamais pu servir à détruire le virus avant que l'absorption ne l'ait transporté au loin. Il est même des cas dans lesquels cette supposition ne repose sur aucun fondement scientifique. En effet, il y a de nombreux exemples de succès obtenus par des cautérisations faites après le vingtième jour. « Parmi plusieurs personnes mordues par un chien, dit M. Jourdan[2], la seule qui échappa à l'hydrophobie fut précisément celle à qui on emporta la cicatrice après vingt-cinq jours, pour cautériser ensuite la plaie. »

Récamier a inscrit un autre exemple remarquable dans ses *Leçons cliniques* : il y est question d'un homme qui fut mordu par un loup enragé, et dont la blessure se cicatrisa rapidement. Quinze jours s'étaient déjà écoulés, lorsque cet habile praticien fut appelé à lui donner des soins. Il trouva la cicatrice tuméfiée, et, après l'avoir incisée, il cautérisa profondément les tissus sous-jacents avec du nitrate acide de mercure. L'usage de boissons diaphorétiques et de bains de

[1] Cl. Bernard, Leçons du semestre d'été, 1855, p. 108.
[2] Journal général de médecine, T. XXX, p. 449.

sublimé fut associé pendant un mois à ce traitement local. La rage ne survint pas ; et ce qui rend ce fait probant, c'est qu'un autre sujet mordu par le même animal était mort enragé [1].

Il faut songer, en outre, que quelle que soit la manière dont on fasse l'application du fer rouge, celui-ci ne détermine jamais que la formation d'escharres superficielles, et dont l'épaisseur ne va guère au-delà de trois à quatre millimètres [2].

D'après ce qui précède, il est évidemment impossible qu'un traitement efficace ait jamais pu être mis en usage avant l'absorption d'une certaine dose de virus. Mais cette absorption a-t-elle tous les inconvénients qu'on est généralement porté à lui reconnaître ? M. le professeur Anglada s'est élevé, dans son *Traité de la contagion,* contre le rôle abusif que les auteurs accordent à l'absorption dans les phénomènes qui suivent l'inoculation des virus. Prenant en considération la rapidité avec laquelle certaines impressions locales retentissent sur l'ensemble de la constitution, quelquefois pour amener la mort ; cherchant quel est le véritable sens des expériences du docteur Barry ;

[1] Traité de la contagion du professeur Anglada, T. II, p. 367.

[2] Philipeaux, *loc. cit.*

mettant en lumière les prétendus caprices de l'absorption, dont l'avidité ou l'indifférence pour certaines
substances ne peuvent être expliquées par des conditions anatomiques ; s'appuyant enfin sur l'utilité des
cautérisations tardives, M. Anglada *renferme dans
des limites étroites l'influence de l'absorption*, et est
amené à penser que l'action du fer rouge est de changer
le *mode de sensibilité* de la surface d'application du
virus[1].

Nous acceptons largement la première conclusion,
dont on ne peut s'empêcher d'admirer la justesse.

C'est l'innocuité de l'absorption, dans un certain
nombre de cas, qui fait que tel virus peut être impunément ingéré dans l'estomac. Breschet a vainement
essayé de donner la rage à des carnivores ou à des
herbivores, en déposant dans leur bouche, ou même
en portant jusque dans leur estomac, des fragments
d'éponge imbibés de bave virulente. La plupart des
venins se comportent de la même manière. On a
d'abord pensé que la substance venimeuse était détruite par l'action de l'estomac : hypothèse peu probable,
ble, car, avant d'arriver en présence du suc gastrique,
le poison s'était trouvé en contact avec les muqueuses

[1] Traité de la contagion, T. I, p. 278 et suiv.

buccale, pharyngienne et œsophagienne, très-disposées à l'absorption, et avait été à peu près exclusivement mélangé avec la salive, liquide dont l'action physiologique n'est pas fort intense. Le curare, au point de vue qui nous occupe, peut être assimilé aux venins, et M. Cl. Bernard a mis hors de doute le défaut complet d'influence du suc gastrique sur cette substance. Il a fait digérer pendant vingt-quatre heures, à une température douce, cinq centigrammes de curare dans du suc gastrique; puis il l'a injecté dans le tissu cellulaire de la cuisse d'un lapin, qui est mort avec les symptômes caractéristiques. L'empoisonnement se manifesta sensiblement avec la même rapidité que si on avait fait dissoudre le curare dans l'eau[1]. Cette expérience souvent répétée, et variée de toutes manières, a amené M. Cl. Bernard à conclure que les muqueuses qu'il a expérimentées sont réfractaires à l'absorption du curare. Nous croyons plus exact d'admettre que cette absorption s'est faite sans inconvénient pour l'organisme, probablement parce que le poison se trouve détruit avant d'arriver dans sa sphère d'action. Les expériences invoquées ne justifient de préférence pour aucune des deux conclu-

[1] Leçons sur les substances toxiques et médicamenteuses, p. 282.

sions; mais nous avons d'autres titres à faire valoir
pour prouver qu'une substance éminemment dangereuse
par son inoculation peut, sans danger, se répandre
dans l'organisme avec le sang. Un animal enragé
inocule son virus en déchirant avec les dents les tissus
les plus divers; il ouvre des milliers de vaisseaux de
tout ordre, et dépose sa bave contagieuse sur les
orifices mêmes de ces vaisseaux.

Il ne s'agit pas ici d'un phénomène d'absorption
encore obscur dans ses détails, il s'agit de l'introduction forcée d'un virus dans l'intérieur même des veines
dilacérées; il est impossible qu'une portion n'en soit
pas entraînée par le courant circulatoire. On laisse
passer quelques heures, parfois quelques jours, puis
on applique sur la plaie un fer incandescent, et le
danger est écarté. Nous n'avons pas à nous occuper
encore de l'action locale du fer rouge; mais il est au
moins bien évident que cette application ne peut rien
pour empêcher l'effet d'un empoisonnement général.
En résumé, le virus rabique a été absorbé, un traitement local a seul été mis en usage, la santé de la vic-
time n'a éprouvé aucune atteinte : évidemment, cette
absorption a été inoffensive. Ce résultat nous explique
parfaitement l'innocuité de l'ingestion dans l'estomac
du virus rabique. Par analogie, nous admettons que

le curare se comporte exactement de la même manière. Introduit dans une plaie, il tue rapidement ; mis en contact avec la muqueuse stomacale, il est absorbé sans inconvénient [1].

Quelle est donc l'action de la cautérisation? Faut-il

[1] Mais il ne faudrait pas supposer que tous les virus agissent de même. Le passage, dans la circulation, d'une faible quantité de virus charbonneux, peut amener les effets les plus désastreux. Pierre Franck a vu dans l'hôpital de Spire plusieurs sujets atteints de charbon pour avoir mangé de la chair d'animaux morts d'épizootie charbonneuse. On lit dans Paulet qu'une maladie de bœufs, caractérisée par des tumeurs à la gorge qui les étouffaient après s'être abcédées, se communiqua aux gens de la campagne qui s'étaient nourris de leur chair. Gilbert a vu périr du charbon, le même jour, deux ours et un loup auxquels on avait donné les restes d'un cheval mort de cette maladie. Vingt porcs dévorent une jument morte du charbon ; M. Thomas, vétérinaire à Loumarin (Vaucluse), en voit succomber dix-huit avec tous les symptômes caractéristiques. Enfin, Bertin raconte dans sa description de l'épizootie de la Guadeloupe, en 1774, que beaucoup de nègres et de négresses périrent pour avoir mangé la chair d'animaux qui en étaient morts [*]. L'absorption du virus charbonneux produit donc un état général fort grave et parfaitement étudié; mais ce même virus exerce aussi une action locale bien connue. La pustule maligne et le charbon proprement dit répondent à l'action locale et à l'empoisonnement général dus au virus charbonneux. Il semble, du reste, que la plupart des virus ont deux actions bien manifestes : une action de contact au point

[*] Exemples cités par M. Anglada, T. II, p. 236.

rappeler l'action prétendue métasyncritique, expression assez inintelligible par elle-même, et qui doit sans doute à ce caractère de pouvoir s'appliquer à tout ? La définition qu'en donne Barthez suffit pour la faire juger et condamner ¹. Devons-nous admettre

d'inoculation ; une action générale sur l'organisme, résultat de leur absorption. Le virus syphilitique, agissant à la manière du virus charbonneux, produit localement le chancre, comme symptôme d'un empoisonnement général, la diathèse syphilitique. Le virus-vaccin amène localement la formation de la pustule caractéristique ; son action sur l'économie est indiquée par la perte, que subit l'individu, de l'aptitude à réaliser la variole. L'un de ces deux modes d'agir manque à certains virus. Le virus qui engendre le typhus n'a d'appréciables que des effets généraux éminemment funestes ; au contraire, le virus rabique amène les effets locaux les plus terribles, tandis que son absorption est inoffensive. L'étude de ces deux ordres de manifestation de l'énergie des virus nous semble mériter une sérieuse attention.

¹ « Le cautère actuel, dit Barthez, en même temps qu'il agit avec une grande énergie comme épispastique sur les parties voisines de celles qu'il brûle, dissipe l'humidité vicieuse des chairs et d'autres parties intérieures à l'endroit desquelles on l'applique. Il augmente ainsi la force physique du tissu de ces parties lorsqu'il est trop lâche et trop muqueux, pendant qu'il rapproche et assure les oscillations des mouvements connus. Il en résulte dans ces parties internes une nouvelle manière d'être qu'on pourrait appeler *métasyncrise*, nom par lequel la secte des anciens méthodistes désignait vaguement le renouvellement total de la contexture des parties du corps qui avaient été malades. » (Cité par M. Philipeaux.)

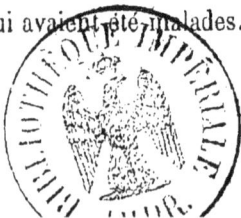

7

l'hypothèse d'un changement dans le mode de sensibilité de la partie brûlée? Pourquoi supposer une mo-
dification du système nerveux plutôt qu'un changement
dans la manière d'être des systèmes artériel, veineux
ou lymphatique, considérés non comme systèmes de
canaux, mais bien comme ne faisant qu'un avec les
liquides qui les emplissent? L'introduction dans une
plaie du virus rabique semble bien, en effet, pervertir
d'une manière spéciale les forces nerveuses; mais la
pustule maligne paraît, au contraire, laisser intacts
la sensibilité et le mouvement. L'inoculation des sucs
cadavériques exerce la plus fâcheuse influence sur les
vaisseaux veineux et lymphatiques, et nous savons
que les tissus atteints, quels qu'ils soient, sont très-
heureusement modifiés par l'application du cautère
actuel. Pourquoi, dans les deux derniers cas surtout,
faire jouer un rôle exclusif à la sensibilité?

Mode de sensibilité, action nerveuse, nerfs, sin-
guliers mots sans lesquels on semble ne pouvoir faire
un pas dans la théorie comme dans la pratique! « Otez
le mot *nerf,* dit M. Peïsse, il n'y a plus de médecine,
et, ce qui est pis, plus de médecins [1]. » Bien des
révolutions ont eu lieu dans notre art; elles ont rem-

---

[1] La médecine et les médecins, T. II, p. 183.

placé les doctrines régnantes par d'autres, c'est dans
l'ordre des choses. Mais il est bien étonnant qu'en
plein XIXe siècle, le système nerveux conserve encore des allures privilégiées et aristocratiques prises
dès long-temps, et que le suffrage universel des médecins les consacre sans rougir.

Pour répondre à la question que nous nous sommes
posée du véritable but de la cautérisation, jetons un
coup-d'œil, d'un côté, sur le caractère général des
plaies envenimées qui sont guéries ou du moins très-
heureusement modifiées par la cautérisation; de l'autre, sur l'action de cette cautérisation dans tous les
cas où elle est généralement employée.

A. Qu'arrive-t-il quand une plaie est exposée à
l'imprégnation de matières putrides, à la malpropreté
de certains instruments, à un pansement fait avec
des pièces d'appareils sales, en un mot, comme le dit
Dupuytren, quand une plaie a été envenimée? Nous
l'avons dit dans une autre occasion, ces circonstances
sont les causes les plus ordinaires du phlegmon *diffus*.

Les dissections ou les études d'anatomie pathologique exposent ceux qui s'y livrent à des plaies par
instruments chargés de sucs cadavériques. « Les premiers symptômes d'une pareille inoculation, nous dit

Vidal (de Cassis), sont ceux du phlegmon *diffus* » , on .
pourrait ajouter d'une phlébite ou d'une lymphangite
diffuses.

La pustule maligne est un des exemples les plus intéressants de. ces plaies, dans lesquelles la division des
parties vivantes est un fait accessoire, leur caractère
essentiel étant l'inoculation d'une matière morbifique.

Le 17 septembre dernier, nous fûmes consulté par
un employé de l'octroi de Montpellier, du service de
l'ambulance, qui offrait à la partie postérieure de l'articulation du poignet du côté gauche une tumeur d'une
rougeur inflammatoire, conique, très-saillante, ayant
toutes les apparences extérieures du furoncle simple.
Cet homme nous raconta que la veille il avait passé
plus d'une heure en observation, assis sur le bord d'un
fossé, et qu'au moment où il s'était levé, il avait res-
senti une vive démangeaison à la région sus-indiquée
et remarqué en même temps un petit point rougeâtre
sans caractère déterminé. Sur une observation de son
compagnon qui l'entretint de l'influence pernicieuse
de certaines mouches, le malade nota aussitôt qu'à
plusieurs reprises il avait été obligé d'en chasser une
très-grosse, et qu'elle pouvait être la cause de l'accident. Cette remarque nous fit examiner la tumeur
avec le plus grand soin, et nous aperçûmes alors à son

sommet un petit point noirâtre presque imperceptible. Ce point fut aussitôt cautérisé avec le nitrate d'argent; mais quel ne fut pas notre étonnement lorsque nous vîmes le crayon pénétrer de deux à trois millimètres! L'épiderme, tout en ayant conservé sa couleur normale, était soulevé; quelques gouttes de liquide s'écoulèrent. Le sommet de la tumeur présentait donc une pustule parfaitement caractérisée : c'était une pustule maligne.

La journée se passa sans accident. Une heure environ après s'être mis au lit, le malade se réveilla inondé de sueur; le matelas en était imbibé. Le lendemain matin, l'état général était satisfaisant; mais localement des changements considérables s'étaient produits. La douleur était infiniment plus vive; un gonflement énorme dépassait l'articulation du coude, et présentait ce caractère en quelque sorte emphysémateux qui a été noté par les auteurs. Ce qu'il y avait de plus saillant, c'était, au niveau de la piqûre, mais au-dessus d'elle, une plaque noire parfaitement caractéristique; ses bords n'avaient rien de limité et perdaient peu à peu leur coloration. Une cautérisation au fer rouge fut faite immédiatement; dès cet instant la scène change. La nuit suivante est encore marquée par des sueurs abondantes; mais dès le lendemain un cercle inflammatoire circonscrit la gangrène. L'escharre produite soit par la maladie, soit par la cautérisation, est rapidement éliminée; tout marche vers la guérison. Le gonflement de l'avant-bras avait complètement disparu une quinzaine de jours après l'accident, moyennant une compression méthodique à l'aide d'un bandage roulé.

Cette observation a pour nous le mérite de rappeler en abrégé et sans complications les traits principaux de l'histoire de la pustule maligne; maladie circonscrite au début, mais prenant bientôt un caractère diffus non équivoque. « C'était tantôt un érysipèle simple (à la première période), dit Vidal, maintenant il est phlegmoneux (à la troisième). » Tous les éléments de l'acte morbide local peuvent affecter cette tendance à la diffusion : pour la gangrène, elle est manifeste; il en est de même pour l'inflammation. La phlébite peut compliquer la pustule maligne comme le phlegmon diffus. M. Littré a trouvé, dans un cas de pustule de la face, du pus dans les veines de cette région et de petits abcès dans les poumons [1]. En second lieu, l'utilité de la cautérisation ne peut être mise en doute; son heureuse influence a été trop immédiate et trop radicale pour qu'on puisse la nier. Mais peut-on sup-

---

[1] Revue médicale, 1830.

poser que le fer rouge a détruit le virus charbonneux à l'endroit même où il avait été déposé? C'est impossible. Quarante-huit heures s'étaient écoulées depuis l'inoculation, ce qui rend l'hypothèse irréalisable; mais, en second lieu, ces sueurs abondantes que nous avons eu grand soin de noter, n'indiquent-elles pas une infection générale et un effort salutaire mais incomplet de la nature pour l'élimination d'un agent toxique? Nous accueillons dans leur plus large acception les vives réclamations de Vidal. « Ne convient-on pas, dit-il, que c'est à la seconde période que les malades nous consultent? Eh bien! à cette époque, l'agent délétère est déjà absorbé, et s'il devait produire des accidents mortels, la cautérisation ne les arrêterait certes pas. Dans les spéculations du cabinet, rien de plus facile que d'attirer avec un caustique tout le principe sur un point pour le neutraliser ensuite [1]. » Comment concilier ce langage avec celui tenu par l'auteur quelques pages auparavant, à propos du traitement des plaies produites par un animal enragé? Il faut, au moindre soupçon, employer par-dessus tout la cautérisation; sans perdre une minute, on appliquera le feu, et le feu seul. Mais ici point de restriction. Comment se

[1] Pathologie externe, T. I, p. 419.

fait-il que l'idée que le virus rabique a fait trop de chemin pour qu'on puisse espérer de l'atteindre et de le détruire, ne se présente pas à l'esprit de l'auteur? C'est que les spéculations de cabinet tiennent encore trop de place dans les ouvrages classiques dictés par le meilleur esprit médical [1].

La cautérisation a localisé la pustule maligne ; elle n'a rien fait de plus.

Pour compléter cet aperçu général sur la symptomatologie des plaies envenimées, il ne nous reste qu'à montrer dans la morve cette même tendance à la diffusion. Si la maladie succède à l'inoculation, on observe d'abord le gonflement de la partie blessée. A la surface des membres, sur le trajet des vaisseaux lymphatiques, se dessinent des traînées rouges, sensibles au toucher ; les ganglions de l'aisselle ou de l'aine s'engorgent, des abcès multiples s'établissent en divers points du corps, etc. Si la morve est contractée par infection, les accidents généraux apparaissent les premiers ; mais bientôt se montre dans un ou plusieurs points du corps une inflammation *érysipélateuse*. Ainsi, dans la morve comme dans les autres plaies empoisonnées, la diffusion est manifeste.

---

[1] Nous avons déjà vu quelle honorable exception on doit faire en faveur du *Traité de la contagion* du prof[r] Anglada.

B. La cautérisation a été employée dans une foule de cas divers, et qui semblent, au premier abord, n'avoir ensemble que de faibles points de contact. Les tumeurs sanguines, les hémorrhagies, les tumeurs scrofuleuses, cancéreuses, les maladies des articulations, l'érysipèle traumatique, le phlegmon diffus, les phlébites et lymphangites, l'infection purulente, les plaies virulentes, ont tour-à-tour éprouvé les bénéfices d'un traitement par la cautérisation. Il est facile de rattacher à un petit nombre de modes d'action les effets variés des caustiques et du feu.

1° Le fer rouge détruit les tissus avec lesquels il est mis en contact; mais, par cela même qu'il occasionne une perte de substance, il donne lieu à la formation de cicatrices, dont la puissance rétractile a été souvent utilisée. Ces actions diverses sont mises à profit pour le traitement des tumeurs cancéreuses, du goître, des kystes, de l'ectropion, de l'entropion, etc. Nous croyons avoir suffisamment démontré que ce pouvoir destructeur ne peut être invoqué quand il s'agit du traitement des plaies virulentes, le virus, quelques instants après l'inoculation, étant déjà transporté dans tous les points de l'organisme, et l'escharre atteignant à peine trois ou quatre millimètres, dimension inférieure à la profondeur des plaies produites par un animal enragé, dans l'immense majorité des cas.

2° Le fer rouge arrête les hémorrhagies. La cautérisation, avec la ligature des vaisseaux, forme la base du traitement chirurgical des hémorrhagies ; nous n'avons pas à nous arrêter sur ce point, qui nous explique le succès des caustiques dans le traitement des tumeurs sanguines, en général.

3° La cautérisation produit une inflammation franche et vive, dont l'effet dérivatif a souvent été mis à profit. Il nous suffit de rappeler l'utilité des cautérisations transcurrentes dans la thérapeutique des maladies articulaires.

4° Enfin, après une brûlure étendue, le malade éprouve une fièvre inflammatoire sans fâcheuse influence sur l'économie. Après l'usage du cautère actuel, en particulier, la réaction est prompte et franche.

Les anciens [1], qui avaient une si grande confiance dans le feu, croyaient que la cautérisation actuelle ne bornait pas ses effets à la partie brûlée ; ils pensaient qu'elle les étendait aux parties environnantes qui en acquéraient une grande force. On sait avec quelle lenteur les phénomènes de réparation se passent dans

---

[1] Philipeaux, *loc. cit.*

les maladies scrofuleuses, quelle peine a le chirurgien
à exciter la vitalité des parties pour amener une cica-
trisation complète. Mais, pour arriver à ce résultat,
quel moyen est supérieur à la cautérisation? Le fer
rouge, dans des cas pareils, n'a d'autre effet que de
modifier la vitalité des parties, que d'exciter une
réaction salutaire.

Mais cette réaction a un résultat que nous avons
déjà cherché à mettre en lumière. La cautérisation
enraie l'érysipèle traumatique; il fallait un moyen qui
fixât l'érysipèle dans les parties qu'il a déjà envahies,
et le feu est le seul remède qui permette d'atteindre
ce résultat.

Dans le phlegmon diffus, la cautérisation, dit M.
Philipeaux, peut procurer les résultats les plus satis-
faisants; elle est principalement indiquée lorsque
l'inflammation a un caractère de malignité et tend à
s'étendre en largeur et en profondeur avec une très-
grande rapidité.

Dans les phlébites ou les lymphangites, les trai-
tements ordinaires suffisent dans les cas où l'inflammation a une tendance à se localiser; mais, ajoute
Bonnet (de Lyon), ils sont insuffisants lorsque le
mal, revêtant un caractère putride, tend à s'étendre
et à se propager de la circonférence au centre. Dans

ce cas, la cautérisation est le plus sûr moyen de conjurer le mal.

Dans tous ces derniers exemples, le fer rouge a une
action identique; il localise des maladies diffuses :
c'est là, assurément, le trait le plus caractéristique
et peut-être le plus fécond de l'histoire des caustiques
et du feu.

Au point de vue de l'action thérapeutique de la
cautérisation, dans quelle classe rangerons-nous les
plaies virulentes? Nous n'hésitons pas à les ranger
dans cette dernière catégorie. Les plaies virulentes
présentent des symptômes non équivoques de diffusion,
contre lesquels lutte le fer rouge.

La rage est-elle une lésion diffuse? La théorie et
l'expérience semblent démontrer le fait. Toutes les
plaies virulentes qui présentent des symptômes appréciables, visibles, sont diffuses; pourquoi la rage ferait-
elle exception? Si la chose est plus difficile à démontrer,
cela vient de ce que l'hydrophobie est une affection
essentiellement nerveuse, et que l'anatomie pathologique du système nerveux est encore à faire. Mais
l'expérience nous offre un argument d'une grande
valeur. Le fer rouge est d'une utilité incontestable
dans le traitement des plaies produites par un animal
enragé; il est absurde de soutenir qu'il puisse détruire

le virus dans l'endroit même où il a été déposé. On ne peut donc invoquer d'autre action que celle à laquelle nous nous sommes arrêté en dernier lieu.

Un dernier fait qui prouve encore que le fer rouge est loin de servir à détruire le virus dans l'intérieur de la plaie, et qu'il ne peut que faire naître une réaction indispensable, est l'utilité de son action, même alors qu'on l'applique à une certaine distance des points d'inoculation. Laissons parler Lisfranc : « Afin de concentrer le principe septique de la pustule maligne sur le point où il siège, afin de faire naître autour de lui un cercle inflammatoire qui lui oppose une barrière insurmontable, afin de l'enchaîner et de le neutraliser, on pratique la cautérisation sur l'escharre incisée et sur les tissus qui l'environnent à une petite distance ; elle échoue dans un grand nombre de cas, surtout lorsque la maladie est parvenue à un certain degré de développement ; la réaction qu'elle détermine n'est pas assez forte pour atteindre le but....

» Après avoir cautérisé, comme on le conseille, j'imaginai de porter la cautérisation, suivant la gravité des cas, à six, neuf, douze centimètres et même davantage, autour de l'escharre. Je conseillai d'appliquer le cautère actuel, avec lequel on déterminerait une brûlure du second degré. J'espérais qu'en prati-

quant ainsi la cautérisation transcurrente dans une
grande étendue, elle serait plus efficace : elle agit,
en effet, sur une plus large surface, et détermine une
plus forte irritation. J'espérais qu'en cautérisant loin
de la maladie, le feu exciterait d'autant plus les parties
molles, qu'elles auraient été davantage épargnées par
le principe septique de la pustule maligne, et qu'elles
seraient douées d'une plus grande énergie vitale. Un
succès complet couronna mes espérances sur le malade
chez lequel je fis le premier essai de l'application de
mes idées : il portait cependant sur la face une large
pustule maligne; l'espèce d'emphysème, de météorisme,
d'enflure, en quelque sorte, élastique, qui l'entourait,
s'étendait à la région antérieure du cou et presque sur
la partie supérieure de la poitrine; les symptômes
généraux étaient déjà assez développés; il existait un
commencement de délire. J'ai montré publiquement,
à l'hôpital de la Pitié, beaucoup de sujets sur lesquels
j'ai obtenu des résultats aussi heureux. Mes élèves en
ont publié plusieurs dans les journaux de médecine. Ces
principes s'appliquent à toutes les plaies envenimées [1].»

Que peut le fer rouge ainsi appliqué, si ce n'est
exciter une réaction salutaire, comme l'ont si bien

[1] Lisfranc, Clinique chirurgicale de l'hôpital de la Pitié,
T. I, p. 175.

exprimé les auteurs du *Compendium de chirurgie pratique* ? « Si la maladie est très-étendue, les symptômes généraux alarmants, nous donnerons le conseil de promener légèrement le cautère sur la peau environnante ; peut-être même serait-il avantageux de pratiquer, au milieu des parties tuméfiées, quelques incisions, qui seraient aussi cautérisées. Le but que nous nous proposons en faisant agir le cautère actuel dans un rayon assez étendu autour de l'escharre, est de produire une excitation vive, et de provoquer une réaction franche et soutenue dans les tissus frappés d'asthénie et qui résisteraient à tout stimulant moins énergique [1]. » Toute considération générale relative au traitement de la pustule maligne peut, évidemment, être appliquée à la thérapeutique de la rage.

De tout ce qui précéde, il nous semble qu'on peut déduire quelques enseignements utiles :

1° Certains virus, celui de la rage en particulier, entraînés avec le sang dans le torrent circulatoire, sont sans action nuisible sur l'économie ; le fer rouge jouissant d'une efficacité incontestable dans le traitement des plaies envenimées, et étant complètement incapable de poursuivre les portions déjà absorbées

[1] Compendium de chirurgie pratique, T. I, p. 275.

de liquide contagieux. Ils semblent exercer une sorte d'action de contact sur les solutions de continuité, et déterminer dans les tissus divisés une lésion, qui, gagnant de proche en proche, finit par atteindre les organes les plus importants. C'est à cette lésion que s'adresse le traitement local.

2° Tous les anciens, Dupuytren, Lisfranc, les auteurs du *Compendium*, Vidal (de Cassis), Grisolle, préfèrent la cautérisation par le fer rouge dans le traitement prophylactique de la rage. Des chirurgiens qui préfèrent les caustiques, il n'en est pas un qui invoque l'expérience en sa faveur; tous, avec le Prof Dubois, font valoir, pour justifier leur manière de faire, que l'action du cautère actuel, une fois produite, n'est plus susceptible de s'étendre, en sorte que si une parcelle de virus vient à lui échapper, elle reste à l'abri de toute atteinte, tandis que la portion de virus, d'abord épargnée, peut fort bien être détruite par la pénétration subséquente plus profonde du caustique liquide. On peut reprocher au fer rouge, qui ne brûle que superficiellement, dit M. Philipeaux, de ne pouvoir porter son atteinte dans toutes les sinuosités de la plaie et de laisser parfois intacte une portion de virus. Si l'on se sert d'un caustique énergique et qui fuse à travers nos tissus, on peut sûrement atteindre

tous les germes du mal[1]. Il est inutile de faire encore
ressortir le peu de fondement d'un argument pareil.
L'expérience s'est prononcée en faveur du fer rouge,
parce qu'il possède la plus grande puissance localisatrice ; c'est à son usage qu'il faut toujours avoir
recours.

3º Cette manière d'envisager l'utilité de la cautérisation nous explique pourquoi le temps que l'on met
à y recourir ne nuit pas à ses succès.

4º Convaincus que le plus petit atome de virus
échappé à l'action cautérisante suffit pour développer
le mal, la plupart des auteurs, avec M. Rochoux[2],
enseignent qu'il faut détruire profondément tout ce qui
en a reçu l'impression. A cet effet, dit-il, on soulè-
vera avec soin les lambeaux, ou mieux on les em-
portera avec des ciseaux ainsi que les portions de tissu
cellulaire ecchymosées, on mettra à découvert le fond
des plaies, on pénètrera dans toutes leurs sinuosités.
Toutes ces précautions sont singulièrement exagérées ;
le tout est de ne pas porter l'action du fer rouge sur
des tissus d'une vitalité douteuse. Mais vouloir détruire
le dernier atome de virus dans la plus légère anfrac-
tuosité de la plaie est une prétention difficile à jus-

[1] Philipeaux, *loc. cit.*, p. 268.
[2] Dict. en 30 vol., art. *Rage.*

tifier, en supposant même que le virus n'eût pas déjà
été transporté au loin.

Mais si nous conseillons simplement d'appliquer le
fer rouge sur la surface de la partie atteinte, nous
n'hésiterions pas à avoir recours à une nouvelle cautérisation, quinze ou vingt jours après la première,
pour maintenir et pour raviver, au besoin, l'action
bienfaisante de la précédente application.

5° Les caustiques les plus énergiques peuvent être
mis en usage chez les malades qui s'obstinent à refuser
l'action du fer rouge ; mais il faut avoir soin d'éviter
ceux qui ont une action plus ou moins toxique. Toute
plaie compliquée de l'inoculation d'un agent toxique
a une tendance à la diffusion ; tendance on ne peut
plus propre à contrarier l'action utile de la cautérisation.
A cet égard, nous n'hésiterions pas à conseiller l'usage
de l'acide nitrique monohydraté, comme l'ont fait
MM. Dumas, de l'Institut, et Philipeaux.

6° Les prétentions inouïes des chirurgiens étaient
sans aucun doute peu faites pour rassurer le moral des
gens intelligents, bien convaincus d'avance que le but
n'était jamais atteint. Au contraire, la manière de
comprendre l'utilité de la cautérisation, à laquelle
nous nous sommes arrêté, doit amener le calme et
la confiance. Cet avantage n'est pas à dédaigner, lors-

qu'on sait que la frayeur est une cause occasionnelle puissante du développement des accidents ; les auteurs sont remplis d'exemples prouvant cette assertion.

7° Enfin, de tout ce qui précède nous concluons que le fer rouge ne détruit pas la rage dans son germe, mais qu'il la force à mourir à l'endroit même où elle a pris naissance ; qu'il s'attaque particulièrement à un de ses symptômes dominants ; en un mot, qu'il constitue un traitement, et même un traitement rationnel, méthodique de cette affection.

§ VII. RÉSUMÉ ET CONCLUSIONS.

I. Il est, en histoire naturelle, une loi bien établie : la nature assure par des soins infinis la durée de la vie de l'espèce ; elle méprise souverainement celle de l'individu.

La conservation de l'espèce est-elle en danger ? Une agglomération d'êtres vivants, trop considérable pour le milieu qu'ils habitent, menace-t-elle l'espèce d'une dégénérescence prochaine ? Des individus nombreux se sont-ils groupés dans une région étroite, insuffisante pour fournir à tous les besoins de leur alimentation ? La nature n'hésite pas à éclaircir les rangs des coupables, à les décimer par une épidémie.

L'arrêt est sévère ; reconnaissons, du moins, qu'il est dicté non par une colère aveugle, mais par une sagesse suprême.

Une seule chose étonne d'abord : c'est que, pour arriver à ses fins, la nature semble employer les moyens les plus variés : la pourriture d'hôpital, les érysipèles chirurgicaux, les fièvres puerpérales sont tour-à-tour chargés de l'œuvre de destruction. Cette diversité de ressources est encore acceptée, et cela, pendant que toutes les sciences proclament à l'envi l'unité de composition des plans de la nature ; pendant que les chimistes multiplient leurs découvertes, guidés par la loi de l'homologie ; pendant que les botanistes étudient, avec Goethe, les métamorphoses des plantes ; pendant que les anatomistes cherchent à formuler nettement la théorie de l'unité de composition organique.

Au point de vue qui nous occupe, la variété ne pouvait être qu'apparente : c'est ce que nous avons cherché à prouver en montrant l'érysipèle chirurgical, la pourriture d'hôpital, les fièvres puerpérales revêtus d'un même caractère qui constitue leur essence. Pour arriver à son but, la nature enlève la réaction et la localisation aux lésions initiales les plus vulgaires ; en d'autres termes, elle prive l'homme de la faculté de résister et de réagir ; elle le livre sans défense , bien sûre alors de le voir succomber à la moindre attaque.

II. Si nous cherchons à pénétrer les phénomènes intimes des lésions diffuses, le fait élémentaire du travail péristaltique qui les caractérise, nous serons amené à conclure qu'elles sont constituées par une série d'inoculations de proche en proche.

On considère ordinairement le chancre phagédénique comme un fait exceptionnel, presque comme une monstruosité ; et cependant quoi de plus naturel que l'inoculation, de molécule à molécule, d'un liquide parfaitement inoculable ? Quand on méconnaît cette puissance localisatrice, à laquelle nous avons cherché à donner toute sa valeur, la monstruosité est représentée par le chancre ordinaire, qui reste stationnaire, alors que le pus qu'il sécrète a toute sa force contagieuse ; mais telle est la puissance de l'habitude, que ce phénomène n'étonne personne parce qu'il se reproduit tous les jours.

Ainsi, pour le chancre phagédénique, il ne peut exister de doutes ; il envahit les tissus en inoculant un liquide contagieux. En est-il de même du phlegmon diffus, de l'érysipèle chirurgical, de la fièvre puerpérale, de la pourriture d'hôpital ? Nous sommes très-

disposé à l'admettre, en présence du caractère contagieux que revêtent parfois ces affections d'une manière
incontestable.

1° Le phlegmon diffus ne paraît pas très-apte à
se propager par contagion; cependant des exemples
authentiques de ce mode de transmission sont notés
par les auteurs classiques. Tout le monde connaît le
fait de Duncan : cinq personnes soignent un malade
atteint de phlegmon diffus ; deux ont une angine [1]

---

[1] Ce n'est pas la première fois, dans le cours de ce travail,
que nous voyons l'angine se trouver mêlée à l'histoire des
lésions diffuses. Qu'il nous suffise de rappeler les faits rap-
portés par le docteur Sidey, et relatifs à des angines prises
par des personnes qui avaient prodigué leurs soins à des
malades atteintes de fièvre puerpérale. Dans le cas qui nous
occupe, c'est un phlegmon diffus qui donne naissance à l'angine. L'érysipèle n'est pas à l'abri de tout soupçon. Voici
l'histoire d'une famille anglaise, rapportée par Duncan :
M. Newby eut un érysipèle phlegmoneux, M. Jackson eut
une inflammation de la gorge de la nature de l'érysipèle, la
servante eût une angine tonsillaire..... etc.

Dans l'ouvrage de M. Desprès, auquel nous avons emprunté
le fait précédent, nous trouvons la réflexion suivante, relative
à l'influence fâcheuse d'un lit placé près des lieux : « Ce lit
et les voisins ont été, dans une forte proportion, ceux où il
s'est développé des érysipèles et des angines. » Si nous notons,
enfin, le caractère diffus non équivoque que présente l'angine
couenneuse dans l'immense majorité des cas, nous aurons
réuni les principales données d'un problème de pathologie
interne fort intéressant à poursuivre.

plus ou moins grave ; le troisième , un état fébrile
mal défini ; les deux autres sont affectés de phlegmon
diffus , l'un d'eux succombe.

On doit à Maclachlan [1] un certain nombre de faits
très-favorables à la nature contagieuse de la maladie.
Contentons-nous de rapporter le suivant, cité par les
auteurs du *Compendium* : « Un individu donnant des
soins à un malade affecté de phlegmon diffus éprouve
bientôt les symptômes de cette maladie , qui des
doigts se propage au tronc et occasionne la mort. Une
des personnes qui ont soigné le second malade et
pris part à l'autopsie, succombe, à son tour, à un
phlegmon diffus des parois de la poitrine, compliqué
d'une double pleurésie : ces deux malades ne por-
taient aucune écorchure aux doigts. Le fossoyeur
qui mit en terre le dernier infecté et qui avait une
excoriation au poignet, fut, à son tour, attaqué
du phlegmon diffus , et succomba à cette cruelle
maladie [2]. »

Il est inutile de faire ressortir toute l'importance
du récit qui précède. Remarquons cependant la gravité
exceptionnelle des phlegmons diffus qui se sont ainsi
transmis ; rapprochons-la de l'idée généralement

---

[1] *Edinburgh medical and surgical journal*, 1857.
[2] Compendium de chir., T. I, p. 213.

acceptée, que l'activité des principes contagieux s'accroît en raison de l'intensité de la maladie, et nous aurons un motif de plus de croire à la réalité de la contagion.

2° La contagion de l'érysipèle compte un grand nombre de partisans parmi les chirurgiens anglais. Willan parle d'un enfant atteint d'érysipèle qui communiqua la maladie à sa mère. Lawrence raconte qu'un enfant ayant un érysipèle transmit cette maladie à son père qui portait un séton au cou. Riedlin parle d'une vieille femme qui, ayant veillé six jours et six nuits auprès d'une malade atteinte d'érysipèle, en eut un à son tour. M. Graves est aussi partisan de la contagion de l'érysipèle. S'il faut en croire le docteur Hume Weatherhead, chirurgien du vaisseau anglais *le Jaloux,* un érysipèle épidémique qu'il avait observé à bord se serait montré susceptible de transmission : vingt-trois hommes furent atteints, et la maladie semblait passer d'un malade à son camarade de hamac ou de gamelle. M. Hume Weatherhead se prévaut, d'ailleurs, de l'opinion de son compatriote le docteur Wells, qui l'avait prévenu dans ce genre d'observations et en avait tiré la même conclusion que lui [1]. Doit-on

---

[1] Anglada, *loc. cit.*, T. I, p. 151.

considérer aussi comme exemples de contagion de l'érysipèle ceux dans lesquels cette maladie a été occasionnée par le contact de femmes atteintes de fièvres puerpérales ? Nous savons combien les faits de ce genre sont nombreux [1].

3° Quant à la contagion de la fièvre puerpérale, elle est admise par tous les chirurgiens. Les réflexions de Gooch, les faits relatés par les docteurs Reuton, Copland, Gordon, Robertson, King, Simpson, etc., ne laissent aucun doute à cet égard. MM. Depaul et Danyau, au sein de l'Académie de médecine, ont appuyé par des faits personnels l'opinion de la transmissibilité de la maladie par contagion.

4° La contagion de la pourriture d'hôpital est aussi parfaitement avérée. Delpech constate que l'air, tous les matériaux propres aux pansements, et surtout ceux qui s'emparent facilement de l'humidité de l'atmosphère, comme la charpie et le linge, les étoffes, les instruments de chirurgie mal tenus, les doigts, peuvent se charger de la matière contagieuse et la transmettre aux surfaces saines [2]. Le récit de l'inoculation tentée

[1] Voir le Mémoire du Dr Samuel Kneeland sur les rapports entre la fièvre puerpérale et l'érysipèle épidémique (*The American journal of the medical sciences*. 1846).

[2] *Loc. cit.*, p. 46.

avec succès par Ollivier, et sur lui-même, les circonstances qui ont environné le fait, ne permettent pas
de douter de la possibilité de transmission par le
contact de la pourriture d'hôpital. Les expériences,
qui semblent favorables à l'idée de la non-contagion
de cette complication des plaies, sont simplement
une nouvelle preuve en faveur de ce fait, largement
accepté, qu'une maladie, éminemment contagieuse
à une époque donnée, peut se montrer dépourvue
de cette aptitude dans un autre temps et dans un
autre lieu.

III. Les exemples qui nous ont servi à retracer
les traits principaux de l'histoire des lésions diffuses,
ne sont pas les seuls qu'on puisse mettre en avant.
La pathologie chirurgicale nous en fournirait, au
besoin, d'autres fort intéressants : le panaris et l'ophthalmie purulente seraient peut-être les premiers à
invoquer pour ce supplément d'information.

a. Le panaris est le phlegmon diffus des doigts.
Son étiologie se compose de causes générales et de
causes locales. Il est évident que cette maladie est
infiniment plus fréquente dans la classe malheureuse
du peuple : à Magdebourg, Heister a vu le panaris

envahir en même temps tous les doigts d'un individu ;
le malade était un soldat, et le fait se passait en
1738 [1]. Les causes locales ont la plus grande influence sur le développement du panaris, fréquent
chez les artisans, non pas, comme disent les classiques,
parce qu'ils se livrent à des travaux pénibles, mais
bien parce qu'ils sont exposés à l'inoculation des matières septiques. Les ouvriers en métaux, dont les
doigts sont à tout instant abîmés par des instruments
tranchants, ont fort peu de panaris : cette maladie
est d'une fréquence extrême chez les blanchisseuses,
ne touchant cependant que des objets d'un contact
peu rude, mais toujours imprégnés de substances en
voie de décomposition. Les piqûres anatomiques, qui
occasionnent si souvent des phlegmons diffus fort
graves, sont aussi fréquemment la cause des panaris
les plus sérieux. Enfin, le panaris semble, dans certains cas, régner épidémiquement. M. Pidoux, et
après lui M. Tholozan, ont surtout insisté sur ces
épidémies curieuses [2]. La marche du panaris n'in-
dique-t-elle pas un défaut complet de localisation ?
Les lésions physiques qui l'occasionnent sont ordi-

---

[1] Institutions de chirurgie, T. IV, p. 281.
[2] Bauchet, Du panaris et des inflammations de la main.
Paris, 1859.

nairement si légères, que la peau est seule intéressée ;
mais l'inflammation gagne bientôt le tissu cellulaire,
dépasse les aponévroses, atteignant bientôt tous les
tissus jusqu'au périoste et à l'os, et s'accompagnant
d'un gonflement et d'une douleur bien connus. Et ce
n'est pas seulement en profondeur que l'inflammation gagne rapidement du terrain.

L'angioleucite est une des complications les plus
fréquentes du panaris ; elle s'étale sur l'avant-bras ou
le bras, envahit les ganglions épitrochléens ou axil-
laires. Le phlegmon diffus peut s'associer également
au panaris ; ou plutôt l'inflammation diffuse qui le
caractérise peut se propager à l'avant-bras ou au
bras, en s'accompagnant, comme toujours, d'un
ensemble de symptômes graves. La phlébite et l'infection purulente peuvent aussi former à la maladie
qui nous occupe un redoutable cortège. Plusieurs
exemples d'infection purulente, suite de panaris,
sont relatés dans l'ouvrage de M. Bauchet [1].

Le traitement du panaris consiste essentiellement
dans l'usage de longues et profondes incisions : la
nature avait, en quelque sorte, mis sur la voie. De
même qu'il a été noté que les érysipèles chirurgicaux

---

[1] Bauchet, *ibid.*

compliquent plus facilement les petites plaies que les grandes ¹, de même le panaris succède bien plus souvent à une légère piqûre qu'à une large incision ². La piqûre suffit pour l'inoculation d'une matière septique, elle ne suffit pas pour faire naître une réaction salutaire : cette réaction est sollicitée plus énergiquement par une plaie d'une certaine étendue. Les incisions jouent le même rôle dans le panaris et dans le phlegmon diffus.

La cautérisation a quelquefois été mise en usage pour enrayer le développement du panaris. Il y a

¹ Desprès, p. 180.

² Il en est de même de toutes les lésions diffuses; elles succèdent aux plaies légères plus fréquemment qu'aux plaies considérables, et c'est là ce qui fait que la réunion immédiate est mal vue dans les hôpitaux d'une insalubrité manifeste. L'encombrement que l'on y subit inévitablement est une cause de lésion diffuse, et, en particulier, de la phlébite diffuse, origine des plus redoutables accidents. Dans les plaies réunies par première intention, la réaction est faible et les chances de complication plus nombreuses; dans les plaies destinées à la suppuration, l'inflammation est plus vive et la localisation plus facile; enfin, après la cautérisation au fer rouge, la réaction et la localisation sont à leur apogée. La réunion immédiate n'est donc pas une cause directe de phlébite diffuse et d'infection purulente; mais les procédés que l'on emploie pour l'obtenir ne renferment pas un traitement prophylactique de ces terribles complications des plaies.

quelques années que notre collègue M. Guinier a publié, dans la *Gazette des hôpitaux*, d'intéressants articles sur les heureux effets du nitrate d'argent [1]. M. Bauchet nous apprend aussi que M. Jobert a souvent obtenu de bons résultats de ce caustique, en pommade ou en solutions concentrées [2].

En résumé, étiologie, marche, traitement, tout indique dans l'histoire du panaris une nature éminemment diffuse.

b. L'élément diffus joue le rôle le plus important dans la marche, le pronostic et le traitement de l'ophthalmie purulente.

L'étiologie de cette terrible maladie est celle de toutes les lésions diffuses. Les causes anti-hygiéniques amènent l'ophthalmie purulente des nouveau-nés et celle d'Égypte ou des armées; l'inoculation d'une matière septique constitue l'étiologie de l'ophthalmie purulente blennorrhagique. La marche de l'ophthalmie purulente indique un défaut complet de localisation : toute l'épaisseur de la cornée se laisse rapidement envahir, et quelquefois se ramollit et s'ulcère de ma-

[1] Gazette des hôpitaux, 1858, p. 31.
[2] *Ibid.*, p. 45.

nière à permettre en quelques heures la sortie des humeurs de l'œil. Les paupières participent au plus haut degré à la maladie : il n'est pas rare de voir la peau des joues irritée et excoriée, etc.

L'ophthalmie purulente est parfois au plus haut degré, épidémique et contagieuse. En 1808 régna à Vicence, en Italie, une ophthalmie épidémique et contagieuse, qui a été décrite par le docteur Laverine. La matière purulente sécrétée par les yeux malades, fortuitement mise en contact avec l'œil d'un sujet sain, provoqua la désorganisation complète des deux yeux [1].

Quant au traitement, on sait que la cautérisation au nitrate d'argent inspire seule une confiance légitime.

Les exemples d'inflammation, de suppuration ou de gangrène, que nous venons d'étudier, appartiennent à la pathologie chirurgicale ; en effet, les phénomènes de diffusion sont ici plus caractérisés ; on peut en quelque sorte suivre de l'œil leurs progrès. Mais l'étude de l'inflammation, de la suppuration et de la gangrène appartient au médecin comme au chirurgien, et la

[1] Anglada, T. I, p. 181.

pathologie interne pourrait nous offrir des faits de même nature. La diphthérie, par exemple, est quelquefois bornée; mais plus souvent, dit M. Espagne[1], elle a une tendance fatale à s'inoculer de proche en proche, et à jeter de nouvelles racines qui puisent dans la vitalité du tronc une puissance d'expansion funeste. Ainsi, une excursion dans le domaine médical proprement dit nous montrerait l'élément *diffus* jouant un rôle important dans une foule de maladies de premier ordre.

Nous croyons avoir suffisamment prouvé son existence et son rôle éminent, pour nous permettre de poser les conclusions suivantes :

1º Quand un organe est le siége d'une lésion, les tissus atteints réagissent de manière à s'opposer à la propagation du mal.

2º Cette réaction disparaît à la suite de causes débilitantes générales ou locales.

3º Cette disparition devient l'élément principal d'un certain nombre de maladies, particulièrement du chancre phagédénique, du phlegmon diffus, des phlébites et des lymphangites diffuses, de l'érysipèle chirurgical, de la pourriture d'hôpital, de la fièvre puerpérale, des plaies virulentes, etc.

[1] Thèse de concours pour l'agrégation. Montpellier, 1860.

4° Cet élément prédomine à tel point, que la seule chance de salut réside souvent dans l'emploi de moyens thérapeutiques complètement opposés à la lésion primitive.

5° Enfin, le cautère actuel est, pour ainsi dire, le spécifique des lésions diffuses : c'est là un des traits les plus saillants de son histoire.

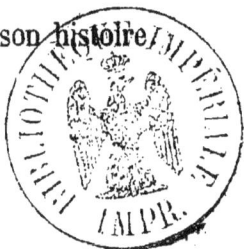

FIN.

TABLE.

		Pag.
Des lésions diffuses en général		1
§ I.	Du phlegmon diffus.	8
§ II.	Des phlébites et des lymphangites diffuses.	16
§ III.	De l'érysipèle chirurgical.	27
§ IV.	De la pourriture d'hôpital.	41
§ V.	De la fièvre puerpérale.	50
§ VI.	Des plaies virulentes.	83
§ VII.	Résumé et conclusions.	115

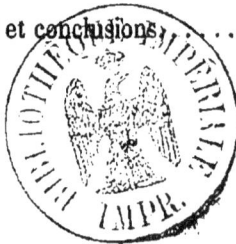

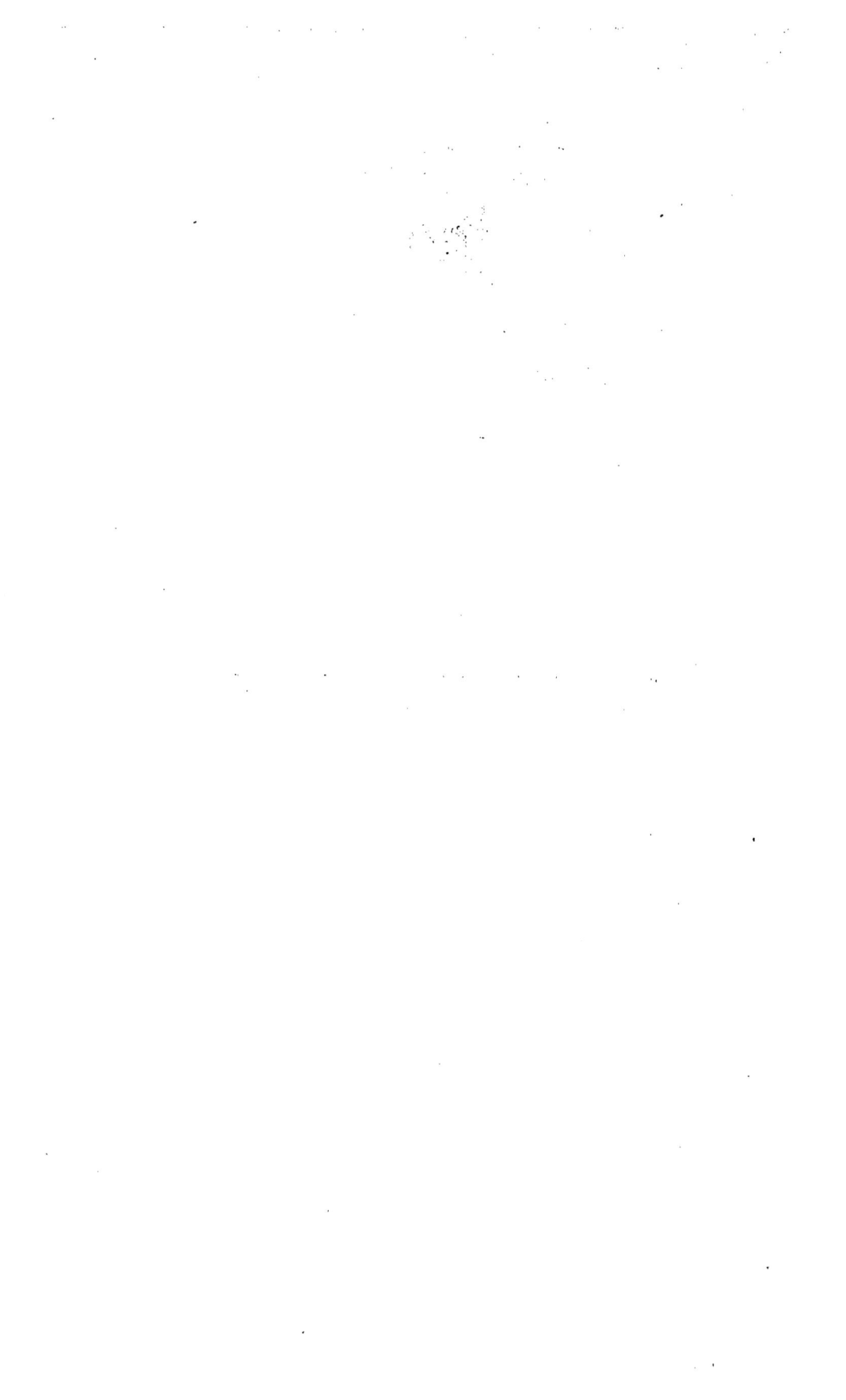

www.ingramcontent.com/pod-product-compliance
Lightning Source LLC
Chambersburg PA
CBHW062020200326
41519CB00017B/4861